本书由
中央高校建设世界一流大学（学科）
和特色发展引导专项资金
资助

中南财经政法大学"双一流"建设文库

创 | 新 | 治 | 理 | 系 | 列

# 财政分权视角下我国基本医疗卫生服务均等化问题研究

程明梅 著

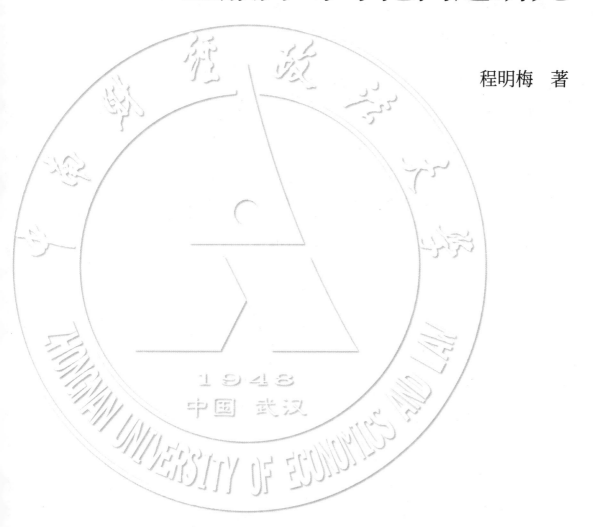

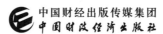

中国财经出版传媒集团

中国财政经济出版社

**图书在版编目（CIP）数据**

财政分权视角下我国基本医疗卫生服务均等化问题研究／程明梅著. —— 北京：中国财政经济出版社，2019.12

（中南财经政法大学"双一流"建设文库. 创新治理系列）

ISBN 978 - 7 - 5095 - 9449 - 0

Ⅰ. ①财… Ⅱ. ①程… Ⅲ. ①医疗卫生服务 - 研究 - 中国 Ⅳ. ①R199.2

中国版本图书馆 CIP 数据核字（2019）第 254581 号

责任编辑：孙　琛　　　　　　责任校对：李　丽
封面设计：陈宇琰

财政分权视角下我国基本医疗卫生服务均等化问题研究
CAIZHENG FENQUAN SHIJIAO XIA WOGUO JIBEN YILIAO WEISHENG
FUWU JUNDENGHUA WENTI YANJIU
中国财政经济出版社 出版

URL：http：//www.cfeph.cn
E - mail：cfeph @ cfemg.cn
（版权所有　翻印必究）

社址：北京市海淀区阜成路甲 28 号　邮政编码：100142
营销中心电话：010 - 88191537
北京财经印刷厂印装　各地新华书店经销
787×1092 毫米　16 开　12.5 印张　201 000 字
2019 年 12 月第 1 版　2019 年 12 月北京第 1 次印刷
定价：57.00 元
ISBN 978 - 7 - 5095 - 9449 - 0
（图书出现印装问题，本社负责调换）
本社质量投诉电话：010 - 88190744
打击盗版举报热线：010 - 88191661　QQ：2242791300

# 总　序

　　"中南财经政法大学'双一流'建设文库"是中南财经政法大学组织出版的系列学术丛书，是学校"双一流"建设的特色项目和重要学术成果的展现。

　　中南财经政法大学源起于 1948 年以邓小平为第一书记的中共中央中原局在挺进中原、解放全中国的革命烽烟中创建的中原大学。1953 年，以中原大学财经学院、政法学院为基础，荟萃中南地区多所高等院校的财经、政法系科与学术精英，成立中南财经学院和中南政法学院。之后学校历经湖北大学、湖北财经专科学校、湖北财经学院、复建中南政法学院、中南财经大学的发展时期。2000 年 5 月 26 日，同根同源的中南财经大学与中南政法学院合并组建"中南财经政法大学"，成为一所财经、政法"强强联合"的人文社科类高校。2005 年，学校入选国家"211 工程"重点建设高校；2011 年，学校入选国家"985 工程优势学科创新平台"项目重点建设高校；2017 年，学校入选世界一流大学和一流学科（简称"双一流"）建设高校。70 年来，中南财经政法大学与新中国同呼吸、共命运，奋勇投身于中华民族从自强独立走向民主富强的复兴征程，参与缔造了新中国高等财经、政法教育从创立到繁荣的学科历史。

　　"板凳要坐十年冷，文章不写一句空"，作为一所传承红色基因的人文社科大学，中南财经政法大学将范文澜和潘梓年等前贤们坚守的马克思主义革命学风和严谨务实的学术品格内化为学术文化基因。学校继承优良学术传统，深入推进师德师风建设，改革完善人才引育机制，营造风清气正的学术氛围，为人才辈出提供良好的学术环境。入选"双一流"建设高校，是党和国家对学校 70 年办学历史、办学成就和办学特色的充分认可。"中南大"人不忘初心，牢记使命，以立德树人为根本，以"中国特色、世界一流"为核心，坚持内涵发展，"双一流"建设取得显著进步：学科体系不断健全，人才体系初步成型，师资队伍不断壮大，研究水平和创新能力不断提高，现代大学治理体系不断完善，国际交流合作优化升级，综合实力和核心竞争力显著提升，为在 2048 年建校百年时，实现主干学科跻身世界一流学科行列的发展愿景打下了坚实根基。

"当代中国正经历着我国历史上最为广泛而深刻的社会变革，也正在进行着人类历史上最为宏大而独特的实践创新"，"这是一个需要理论而且一定能够产生理论的时代，这是一个需要思想而且一定能够产生思想的时代"①。坚持和发展中国特色社会主义，统筹推进"五位一体"总体布局和协调推进"四个全面"战略布局，实现"两个一百年"奋斗目标、实现中华民族伟大复兴的中国梦，需要构建中国特色哲学社会科学体系。市场经济就是法治经济，法学和经济学是哲学社会科学的重要支撑学科，是新时代构建中国特色哲学社会科学体系的着力点、着重点。法学与经济学交叉融合成为哲学社会科学创新发展的重要动力，也为塑造中国学术自主性提供了重大机遇。学校坚持财经政法融通的办学定位和学科学术发展战略，"双一流"建设以来，以"法与经济学科群"为引领，以构建中国特色法学和经济学学科、学术、话语体系为己任，立足新时代中国特色社会主义伟大实践，发掘中国传统经济思想、法律文化智慧，提炼中国经济发展与法治实践经验，推动马克思主义法学和经济学中国化、现代化、国际化，产出了一批高质量的研究成果，"中南财经政法大学'双一流'建设文库"即为其中部分学术成果的展现。

文库首批遴选、出版二百余册专著，以区域发展、长江经济带、"一带一路"、创新治理、中国经济发展、贸易冲突、全球治理、数字经济、文化传承、生态文明等十个主题系列呈现，通过问题导向、概念共享，探寻中华文明生生不息的内在复杂性与合理性，阐释新时代中国经济、法治成就与自信，展望人类命运共同体构建过程中所呈现的新生态体系，为解决全球经济、法治问题提供创新性思路和方案，进一步促进财经政法融合发展、范式更新。本文库的著者有德高望重的学科开拓者、奠基人，有风华正茂的学术带头人和领军人物，亦有崭露头角的青年一代，老中青学者秉持家国情怀，述学立论、建言献策，彰显"中南大"经世济民的学术底蕴和薪火相传的人才体系。放眼未来、走向世界，我们以习近平新时代中国特色社会主义思想为指导，砥砺前行，凝心聚

---

① 习近平：《在哲学社会科学工作座谈会上的讲话》，2016 年 5 月 17 日。

力推进"双一流"加快建设、特色建设、高质量建设，开创"中南学派"，以中国理论、中国实践引领法学和经济学研究的国际前沿，为世界经济发展、法治建设做出卓越贡献。为此，我们将积极回应社会发展出现的新问题、新趋势，不断推出新的主题系列，以增强文库的开放性和丰富性。

"中南财经政法大学'双一流'建设文库"的出版工作是一个系统工程，它的推进得到相关学院和出版单位的鼎力支持，学者们精益求精、数易其稿，付出极大辛劳。在此，我们向所有作者以及参与编纂工作的同志们致以诚挚的谢意！

因时间所囿，不妥之处还恳请广大读者和同行包涵、指正！

中南财经政法大学校长

# 前　言

　　基本医疗卫生是保障居民健康需求的基础，直接关系到国民的健康状况与生活质量。基本医疗卫生服务均等化作为较突出的民生问题之一，对实现医疗卫生可及性、维护社会公平、统筹城乡和区域发展具有重要意义。近年来，我国医疗卫生发展水平不断提升，但长期以来的城乡二元结构、区域发展差异，导致医疗卫生服务非均等问题突出，"看病难、看病贵"现象并没有从根本上得到解决。

　　基本医疗卫生服务均等化是财政学和健康经济学领域的交叉研究话题。本书从财政分权的角度来研究我国基本医疗卫生服务的均等化问题，具有一定的跨学科研究价值。从健康经济学角度来看，将医疗卫生资源的均衡配置放入医疗体制改革的框架下进行讨论和分析，为解决中国"看病难、看病贵"问题提供一个新思路，在一定程度上丰富了现有的研究内容。从财政学角度来说，通过研究财政分权影响基本医疗卫生服务均等化的内在机理和影响效果，有利于评估现有财政分权政策体系的合理性，从而为优化财政分权提供针对性的政策建议。

　　经典的西方财政分权理论认为，财政分权有利于地区公共服务的供给，提高社会福利。原因在于地方政府更了解本地信息及居民偏好，在"用手投票"和"用脚投票"的机制下，他们能够制定出更符合本地居民需求的政策决定。然而在我国，大多研究显示财政分权并不能有效地改善公共服务供给且加剧了城乡间、区域间的差距，这一研究结论是否适用于医疗卫生领域尚未得知。我国的财政分权有何不同特征？这一财政分权是否对基本医疗卫生服务均等化产生影响以及这种作用机理是什么？本书从理论、制度和实证方面对该问题进行深入研究，并提出了解决基本医疗卫生服务非均等的财政保障机制。

　　从 20 世纪开始，中国政府实施了一系列的财政体制变革，各级政府间的关系、权责、财权与事权不断发生变化。相应的，基本医疗卫生服务制度也在不断发生变迁。自1994年分税制改革以来，地方政府财政支出占全国财政支出比重越来越高，基本医疗卫生服务的供给责任更多地被落实到县级政府层面，然而地方政府财政收入却没有大幅提高，城乡间、区域间基本医疗卫生服务非均等问题突出。基本医疗卫生服务是基本公共服务的重要组成部分，基本医疗卫生服务均等化是实现基本公共服务均等化极其重要的环节。在这一大背景下，研究如何进一步优化中国的财政政策、制定合理和富有成效的财政分权体系，以实现基本医疗卫生服务的均等化，进而缓解"看病难、看病贵"问题，具有重要的现实意义。

本书以我国财政体制变革、医疗卫生领域的制度变迁为背景，首先对财政分权、基本医疗卫生服务、基本医疗卫生服务均等化等相关概念进行了界定。随后从理论上并设计相关模型分析了政府责任、财政分权与基本医疗卫生服务的供给之间的关系。进一步利用相关数据分析我国基本医疗卫生服务均等化的现状、特点及发展趋势，并通过实证分析探讨财政分权对城乡间、区域间基本医疗卫生服务均等化程度的影响。最后，借鉴国际经验，提出了促进我国基本医疗卫生服务均等化对策建议。

本书主要回答以下几个具体问题：如何界定政府与市场、中央政府和地方政府在医疗卫生领域的职能和边界？现有的财政分权体制是否影响了我国基本医疗卫生服务的非均等化？我国基本医疗卫生服务非均等化呈现出了什么样的特征和趋势？在基本医疗卫生服务的供给领域，我国的财政分权体制下是否存在过度分权的现象？如果存在这一现象，合理的财政分权度应该是什么？各级政府的财权和事权该如何划分？我国的财政分权体制是否对基本医疗服务均等化产生了不利影响？财政分权对基本医疗卫生服务的城乡非均等、区域非均等是否存在同样的影响效应？如果这些问题存在，那么从财政体制、政府间财政关系等方面，通过何种政策建议来进行改进？

本书尝试在以下三个方面做出创新：在研究视角方面，本书从财政分权的视角，对基本医疗卫生服务均等化问题进行了系统研究，指出我国基本医疗卫生服务非均等化的根源在于地方官员的考核机制不合理、区域间的正外部性以及医疗卫生领域中财政分权改体制不合理。本书在一定程度上弥补了对医疗卫生服务均等化供给问题的财政分权视角研究的空白。在研究内容方面，分析了中国式财政分权的特征以及导致我国医疗卫生服务非均等化形成的内在机理。

同时借鉴卢洪友等在中国基本公共服务均等化进程报告中的分析框架，构建了一个从投入、产出和受益三维视角的基本医疗卫生服务测量指标体系，对财政分权影响医疗卫生服务均等化程度进行多视角、全方位的分析。研究方法方面，在实证分析部分，本书在借鉴收入不平等度量指标的基础上，分别利用变异系数（Coefficient of Variation）、基尼系数（Gini Coefficient）、泰尔熵度量（Theil Entropy Measure）等几类指数度量我国城乡、区域基本医疗卫生服务非均等的特点及发展趋势。利用静态面板和动态面板数据分析财政分权对基本医疗卫生城乡非均等、区域非均等的影响，结合固定效应模型、随机效应模型、差分 GMM 与系统 GMM 回归的比较结果，识别省级财政支出分权、省以下财政支出分权的不同影响效应。

同时，本书可能存在一些不足之处。本书更加侧重于我国区域间、省际间、城乡间基本医疗卫生服务非均等化的研究，主要关注了宏观层面、全局性的基本医疗卫生服务的非均衡问题，而对微观层面、局部性的基本医疗卫生服务非均衡问题没有进行更加深入的研究。本书的数据采集均来源于《中国统计年鉴》《中国卫生和计划生育统计年鉴》等公开数据，没有进行实地调研，因此没有掌握第一手数据，这在一定程度上也影响了实证分析结果的全面性和说服力。由于缺乏省级层面、县级层面医疗卫生产出、受益类数据，在实证分析部分，本书仅分析了财政分权对基本医疗卫生服务投入类非均等指标的影响，而未对产出、受益类非均等指标进行回归，未来可进一步进行研究。

# 目　录

# 导　　论

## 一、问题的提出

（一）选题背景

党的十八大提出，到 2020 年，实现人人享有基本医疗卫生服务的目标。基本医疗卫生服务直接关系到国民的生命健康和生活质量。提高国民健康水平有助于减少贫困、缩小社会不平等、促进经济增长。改革开放 40 多年来，中国经济持续高速增长。与此同时，城乡居民的患病率、患病人数规模在快速增长，患病居民未就诊和未治疗的比例和规模也在增加。"看病难、看病贵"问题成为全社会关注的焦点话题。如何破解"看病难、看病贵"难题，提高基本医疗卫生服务的公平可及性，成为当前中国医疗卫生体制改革亟待解决的问题。

在城乡分割的二元经济结构下，我国基本医疗卫生服务的非均等化是造成"看病难、看病贵"的主要原因。第六次人口普查结果显示，中国 50.32% 的人口居住在农村，但 80% 的医疗资源集中在城市，城市中 80% 的资源集中在大医院（国家统计局，2012）。医疗资源的配置不均衡主要表现为城乡结构失衡和区域结构失衡。一方面，医疗资源过多集中在城市，农村医疗资源尤其是优质医疗资源稀缺，相当一部分居民得不到最基本的卫生服务。这导致不管是大病还是小病，患者都拥挤在城市大医院。另一方面，城市中 2/3 的卫生资源集中在大医院。先进的医疗仪器设备和技术、高级卫生技术人员都集中在大城市的大医院，城市基层和社区卫生资源相对匮乏，且质量不高。而广大居民的医疗服务需求主要集中在常见病和多发病上。医疗卫生资源分配的"倒三角形"状态与居民医疗服务需求"正三角形"的局面不相适应，使得大部分本来在社区就可以解决的疾病却集中在大医院，从而导致"看病难、看病贵"现象愈演愈烈。因此，实现基本医疗卫生服务的均等化，是解决居民"看病难、看病贵"问题的重要途径。

我国的新一轮医改把基本医疗卫生服务均等化作为改革的重点方向。2016年，国务院印发的《"十三五"深化医药卫生体制改革规划》提出，到2020年，基本医疗卫生服务逐步均等化机制基本完善。2015年9月1日，李克强总理在国务院常务会议上指出，建立分级诊疗制度，促进优质医疗资源下沉，推进基本医疗卫生服务均等化，提高人民健康水平。

近几年来，政府对医疗领域的财政投入不断加大，并采取诸多措施促进基本医疗卫生服务均等化。2009—2012年国家财政对医疗卫生累计投入22427亿元。其中，中央财政对医疗卫生领域累计投入达6555亿元，对基层医疗机构建设的财政投入达1300多亿元。目前对基层医疗机构的投入已有很大的提高，基层医疗机构的服务能力和水平也得到较大改善。但无论在理论层面还是政策实施层面，以基本医疗卫生服务均等化为目标的财政投入仍然存在有待厘清的问题，亟须进一步研究和解决。在基本医疗卫生服务的提供上，政府与市场的边界在哪里？中央政府和地方政府的权限和边界又在哪里？中国现行的财政分权模式对基本医疗卫生服务均等化是否存在不利影响？如果有，其影响有多大？如何优化现有的财政分权模式才能实现基本医疗卫生服务的均等化？对以上问题的回答，直接关系到医改财政投入的力度和重点，对于推进医改的顺利实施具有重要的现实意义。

在国家不断加大医改投入的大背景下，科学界定政府与市场、中央财政和地方财政的权限和职责，设计合理的财政分权体系是实现基本医疗卫生服务均等化的关键步骤。如果没有科学、合理的财政分权体系，国家对医疗卫生领域的投入越多，其结果可能是浪费越严重。从理论上看，现有财政分权体系的不合理是导致我国基本医疗卫生服务非均等化的主要原因。首先，在地方官员晋升锦标赛和"GDP至上"的考核模式下，地方政府往往有动力加大对经济建设的投入，而对医疗卫生资源投入相对较少。其结果是拉大了医疗卫生资源配置的区域差距。其次，基本医疗卫生服务投资具有正外部性。在劳动力自由流动的大背景下，劳动力输出地区（欠发达地区）由于不能完全获得居民健康投资的所有收益，往往会减少对医疗卫生资源的投入，这将进一步扩大与劳动力流入地区（发达地区）在基本医疗卫生服务供给上的差距。最后，对于同一区域而言，由于缺乏有效的问责机制和社会治理体系，地方政府容易忽视弱势人群（农民）的医疗服务需求，关注强势人群（城市居民）的医疗服务需求，优先把医疗卫生资源投入到城市地区，导致城乡医疗卫生资源配置差距的不断扩大。

基于此，本书尝试从财政分权的视角研究我国基本卫生服务的均等化问题。主要研究内容包括以下几个方面：第一，基于医疗卫生领域的市场失灵与政府干预理论，分析中央政府和地方政府在医疗卫生资源供给的职能和边界；基于西方的财政分权理论，在周黎安（2004，2007）地方官员晋升锦标赛理论的基础上，分析官员考核机制导致基本医疗卫生服务非均等化的内在机理；借鉴Besley 和 Coate（2003）的理论模型，研究在医疗卫生资源投入存在区域正外部性的情况下，财政分权如何导致经济不发达地区减少医疗卫生资源投入，进而扩大区域间基本医疗卫生服务的差距；第二，从制度变迁的视角分析我国财政分权与基本医疗卫生服务均等化的制度演变；第三，利用公开的统计数据和微观层面数据，从城乡和区域两个层面分析我国基本医疗卫生服务非均等化的现状、特点和演变的趋势；第四，借鉴卢洪友等（2012）的分析框架，构建了一个从投入、产出和受益三维视角的基本医疗卫生服务非均等化的评估指标体系。投入指标包括每千人医生数、每千人医技人员数和每人医疗卫生费用的平均投入等；产出指标包括每千人门诊次数、每千人住院次数；受益指标包括人口预期寿命、人口死亡率和婴儿死亡率等；利用动态面板数据，研究财政分权对基本医疗卫生服务非均等的影响程度；第五，国际经验借鉴。财政分权与医疗卫生资源的均衡配置是西方国家近年来医疗卫生体制改革的重点。本书拟选取美国（市场主导型的医疗卫生体制）、英国（政府主导型的医疗卫生体制）、德国（政府和市场混合型）和加拿大（政府和市场混合型）等国家进行经验借鉴分析。最后，总结全文，并基于前文研究，提出相应的政策建议。

（二）选题意义

1. 理论意义

基本医疗卫生服务均等化是财政学和健康经济学领域的交叉研究话题。本书从财政分权的角度来研究我国基本医疗卫生服务的均等化问题，具有一定的跨学科研究价值。从健康经济学角度来看，将医疗卫生资源的均衡配置放入医疗体制改革的框架下进行讨论和分析，为解决中国"看病难、看病贵"问题提供一个新思路，在一定程度上丰富了现有的研究内容。从财政学角度来看，通过研究财政分权影响基本医疗卫生服务均等化的内在机理和影响效果，有利于评估现有财政分权政策体系的合理性，从而为优化财政分权提供针对性的政策建议。

2. 现实意义

从 20 世纪开始，中国政府实施了一系列的财政体制变革，各级政府间的关系、权责、财权与事权不断发生变化。相应的，基本医疗卫生服务制度也在不断发生变迁。自 1994 年分税制改革以来，地方政府财政支出占全国财政支出比重越来越高，基本医疗卫生服务的供给责任更多地被落实到县级政府层面。然而，地方政府财政收入却没有大幅提高，城乡间、区域间基本医疗卫生服务非均等问题突出。基本医疗卫生服务是基本公共服务的重要组成部分，基本医疗卫生服务均等化是实现基本公共服务均等化极其重要的环节。在这一大背景下，研究如何进一步优化中国的财政政策、制定合理和富有成效的财政分权体系，以实现基本医疗卫生服务的均等化，进而缓解"看病难、看病贵"问题，具有重要的现实意义。

## 二、文献综述

（一）国外研究现状

1. 西方的财政分权理论

基本医疗卫生服务的均等化是建立在中央与地方财政分权的体制下的，通过中央与地方事权与财权的划分，实现医疗服务配置的均等化和社会居民福利的最大化。因此，笔者认为有必要对财政分权的相关理论展开研究。

新古典经济学理论提出，中央政府完全有能力根据居民的偏好、地区资源禀赋以及物质资源总量来供给公共产品，同时中央政府的供给应具有一定的规模效应，从而实现社会福利最大化。但在实践中，随着各国人口的激增以及中央与地方信息不对称而导致制度成本的增加，多级政府的建立成为必然选择，并在公共领域中发挥不可替代的作用。分权思想于 20 世纪 50 年代被逐步引入国家财政领域，财政分权理论也在长期的论证和探讨中日臻完善。财政分权理论涉及财政三大问题决策：联邦政府和地方政府之间在支出和资源分配方面的职责、税收分配权利以及政府间转移支付设计。以下将展开财政分权理论的研究，即从第一代财政分权理论（First Generation Fiscal Federalism，FGFF）发展到第二代财政分权理论（Second Generation Fiscal Federalism，SGFF）。

（1）第一代财政分权理论

财政分权理论研究的逻辑起点是地方公共财政得以存在的基础。财政分权理论的兴起与 1950—1960 年盛行的公共财政观点相契合，以蒂布特（Tiebout）的《地方支出的纯理论》（《A Pure Theory of Local Expenditure》）为标志，经过斯蒂格勒（Stigler）、马斯格雷夫（Musgrave）和奥茨（Oates）的发展形成第一代财政分权理论。在西方公共财政理论文献中，财政学家通过公共产品的性质和分类，论证了多级政府的设置以及财政分权的必要性。经总结，传统的理论认为分权有以下优点：相较于中央政府，当地政府能够更好地了解和获取本地的信息，这些信息使得他们掌握本地居民的偏好和公共支出状况，从而满足本地居民的需求；在其他情况不变的条件下，供给和需求相匹配会使得政府投资达到预期的效率和服务质量（Tiebout，1956；Musgrave，1959）。第一代财政分权理论是伴随着20世纪50年代公共财政理论的发展演变而来，比较有代表性的观点有：

①阿罗—马斯格雷夫—萨缪尔森（AMS）理论模型。萨缪尔森（Samulson，1954）在《公共支出的纯理论》中将社会中的商品分为公共物品和私人物品，并分析了公共物品的非竞争性、非排他性以及效用的不可分割性。按照萨缪尔森的定义，纯粹的公共物品是每个人消费这种物品或劳务都不会导致其他人对该消费的减少。他认为凡是可以由个别消费者占有，具有效用可分割性、排他性和竞争性的物品就是私人物品，介于这二者之间的则被称为准公共物品或者混合物品。

马斯格雷夫（Musgrave，1959）在分权理论中阐明了在多级政府的框架下，追求区域福利最大化是各级地方政府的主要目标。他明确提出了财政分税制的思想，并从财政配置、分配与稳定的三个职能出发，分析了中央与地方政府存在和分工的合理性与必要性。通过构建单一公共品的简单模型，基于社区内居民偏好与收入相同的条件下得出公共品的受益范围存在层次性，不同层次的公共品由不同级别的政府来提供才符合效率原则。中央政府需要承担起提供全国性公共物品、实现宏观经济稳定增长和调控收入差距等职责，而地方政府需要提供符合居民偏好的资源配置，提高配置的效率。

阿罗（Arrow，1970）讨论了市场和非市场的资源配置方式。他认为，基于市场自由竞争原理，要达到帕累托效率，有必要借助一些非市场的手段来进行资源的再分配，例如公共支出、税收和补贴弥补了非市场配置的低效率和不公平。阿罗指出，社会制度的存在，就是为了纠正市场失灵现象。在对公共物品供给选择的研究中，他得到了"阿罗不可能定理"：如果众多的社会成员存在不同的偏好，而社会又有多种备选方案，那么在民主的决策机制中不可能得到令所有人都满意的结果。没有完美的民众全票通过的决策，在非独裁的情况下，不可能存在满足所有人偏好类型的社会福利函数。

综合阿罗－马斯格雷夫－萨缪尔森（AMS）的观点，三个学者认为在一个多级政府结构设置下，每一级别的政府都将最大限度地寻求各个选民社区的社会福利。因此，地方政府渴望满足其有限管辖范围内的居民的利益。在消费收益小于国家范围的公共物品的环境中，分散的融资有利于社会福利的获得。对于这种"地方公共产品"，地方政府可以根据每个管辖区的需求和特定的社会条件提供满足其各自辖区内居民需求的公共产出水平，该种方式将明显比由中央政府为所有管辖区提供单一、统一的公共产出水平更能够提供高水平的社会福利。

②奥兹的财政联邦主义理论。奥兹（Oates，1972）提出，由于当地居民的偏好、公共产品和服务的成本在地域之间存在异质性，分权通过满足不同地区的需求可以增加经济社会的福利。相对中央机构而言，地方政府更加了解当地居民的偏好，因此地方政府可以利用信息优势，更好地投入与居民匹配的需求与服务。而中央政府面临着信息和政治上的限制，只能在全国范围内提供针对所有人的相同的公共产品和服务，否则会因为信息成本产生额外的成本，这都不利于地方性政府为管辖区的居民提供有效的公共产品或服务。其主张的权力下放定理表明，分权可能会通过地方政府之间的竞争进一步鼓励政府提高在提供基本服务时的效率。分权的政府拥有产品供给的自主性，在有限的资源下，通过试点和创新实现效率的最大化。然而，中央政府基于保守或是动力不足的原因，除非已经获得了所有的局部地区的认可，否则不会采取新的生产技术。地方政府间增加的竞争力也应该作为创新的激励（king，1984），因此，由地方政府生产的产品具有成本低而质量高的特点。

Oates（1972）提出，权力下放的地方政府在提供地方性公共产品时，其消费主要限于自己选区的公共产品方面。如果地方公共产品的产出具有跨区域的溢出效应，那么中央政府或者上级政府应适当补贴以鼓励权力下放，当局将产出扩大到有效水平。但其特别指出，分析的重点是将职能分配给不同级别的政府，通过适当的分配和财政工具的政策搭配，使各级公共机构实现福利最大化。

③蒂布特"以足投票"理论。蒂布特（Tiebout，1956）提出了"以足投票"理论，创造性地解决了公共部门信号显示问题。他的理论前提是假定不存在迁移成本，人们能够在地区之间充分流动。而选择居住在某一地区的原因正是该地政府所提供的税收与公共产品供给组合能够最大化地满足其个人需求，

否则，人们就会迁移到其他适合的地区。区域之间的竞争使得资源能够有效配置，实现帕累托最优。蒂布特认为一个令人满意的财政收支理论必须具备三个条件：第一，能迫使消费者显示其偏好；第二，能够同私人物品市场一样有效地满足其偏好；第三，能够依据其偏好程度进行课税。

以最优理论为背景，蒂布特提出七条理论满足的假设：居民的完全流动性，即不存在居民的自由流动或者存在少量的迁移成本；社区所提供的公共服务、产品和税收组合的差异对公民来说具有完全信息；居民的社区选择很多；居民就业地点的开放性；公共服务在社区之间不存在外溢性；每一个社区的供养人口和供给产品都会实现最优均衡；为了达到成本和收益的最优均衡，低于最优规模的社区会通过提高效率来吸引新的居民以降低平均成本，高于最优规模的社区会选择设置准入门槛以降低公共服务平均成本。这只是理想化的理论模型构建，实际生活中是难以实现的。并且，奥茨（Oates，1999）指出，蒂布特的理论是针对美国体制而设计和解释的，对于其他市场化不足、存在地区分割和地区保护的国家存在一定的非适应性。

（2）第二代财政分权理论

新公共管理运动中，在公共部门演变的背景下，学者同时也在积极地扩展和丰富对于经济学文献中的多层次政府（所谓的"财政联邦主义"）的结构和运行的概念层面的理解。Qian 和 Weingast（1997）和其他人提出了"第二代财政联邦主义的理论"。第二代财政分权理论又被称"中国特色的联邦主义"（Federalism Chinese Style）或者"保护市场的联邦主义"（Market Preserving）。第二代财政联邦制理论引入了新公共管理的思想，从激励角度来论证财政分权的合理性。这一理论在公共经济学领域之外又增加了委托代理理论、信息经济学理论、组织理论和契约理论等，分析了在财政的激励约束机制下政府组织的行为。

第二代财政分权理论论证了两个基本内容：①在公共选择中，侧重于研究政治进程和政治代理人的行为。与第一代财政分权理论假定公共官员寻求共同利益不同，这个理论的出发点是政治过程参与者（选民和官员）都在政治环境中寻求自身效用最大化的目标，因此在此过程中对行为人的激励是影响结果的关键因素（Inman & Rubinfeld，1997）。②信息问题。集体行动的结果在根本上依赖于各种代理人拥有的信息和代理人的行为。在不对称信息的情况下，其中一些参与者的偏好、努力、知识等都是不可获得的，因此，第二代财政分权理论大量利用微观经济理论中的许多内容，探索有关信息的问题。

钱颖一、Weingast（1997）在第二代财政分权理论中提出一些观点。①他们质疑传统观点对于政府的假设——公共利益最大化实现者。他们认为，政府官员也是"理性经济人"，在一定的制度约束下，政府也是以实现自身物质利益的最大化为行为目标，因此必须建立一个官员利益与社会福利一致的激励相容机制。在财政分权联邦体制下，当地方官员的物质利益与地区之间的竞争力相挂钩时，就会产生地区保护主义。②中央政府与地方政府存在"可置信承诺"①。联邦制的财政分权，一方面限制了中央政府对地方政府的事前控制以及对经济主体的直接掠夺，从而地方政府可以通过在发展中的经济受益而进一步发展；另一方面，联邦制财政分权有利于中央政府对地方政府的预算约束硬化。

新一代财政分权理论视角下，财政分权不仅是政府间职能划分的有效机制，更是对公共管理者的行为激励机制，通过有效的政府结构和制度安排使得市场各方都能从交易中获取利益。在该理论中，保护市场的财政联邦主义中具有五大特征：①政府内部划分有严格的等级体系；②中央政府和地方政府明确界定其权力划分，各级政府在一定范围内享有充分的自主权；③各级政府之间是财政预算硬约束；④构建全国统一的市场使得商品和要素自由流动；⑤地方存在的自主权对中央有一定的制约机制（钱颖一，2003）。

在以上五个条件下，对财政拥有剩余索取权的地方政府会通过创造良好的经济发展条件吸引外资和流动的生产要素，这种制度对于地方政府发展经济是一种强激励机制。在硬化了地方政府财政约束的情况下，政府将改善其投资策略，减少对无效率国有企业补贴的投资和对公共服务的建设，更多转向基础设施建设等经济性投资，追求财政税收利用的最大化，最终有利于提高该地区的经济收益。

第二代财政联邦制理论强调了如何激励地方经济繁荣以促进地方税的增加，即当地方政府通过经济发展获得较大份额的财政税收时，他们有更多的机会提供促进社会发展的公共物品。第二代财政联邦制理论与第一代传统财政理论无较大区别，但更为深入地探讨了如何激励地方政府为了提高自身财政收入而促进地方经济增长。

（3）西方财政分权理论在我国的适用性分析

①西方财政分权的基本特征。传统财政分权理论植根于发达的市场经济，

---

① 可置信承诺：是博弈论的一个重要概念。是指符合序贯理性（sequential rationality）要求的承诺。

并为之服务。建立在该理论基础之上的西方联邦国家应该有以下几个特征：中央政府和地方政府拥有明确的分权，在其权利范围内，州政府拥有和独立行使相当程度的自主权，财政支出和收入预算由地方自行审批，无须上级政府批准；中央和地方有自主选举辖区官员的权利，地方议会和政府通过选举产生，并对当地居民负责；中央和地方有权向自己辖区内的居民征税，即地方政府有确立税种的税基和税率控制权，提供相应的公共服务，只有小部分需要依赖上级政府的转移支付；中央和地方政府的权利由宪法保障。

由于社会经济、政治制度的差异，自由主义的市场经济较为发达的西方国家可以在构建财政分权体制中基本满足理论构建的财政要素的特征，而具有依赖计划经济路径的中国式财政分权制度多不具备如上特征而是中国特色的财政体制。

②我国财政分权与西方的制度差异和适用性。

第一，政治集权下的分权。西方国家的财政分权包括了政治上的分权、经济上的分权及管理上的分权；而中国仅仅是财政支出责任上的分权，但是在财政收入和政治体制上却是中央政府的高度集权。与西方国家的联邦分权主义相比较，中国财政分权体制是建立在中央与下级政府委任制基础上的，其事权划分更多的是上级政府任务的机械执行。西方国家的地方政府官员是通过"以手投票"的民主投票选举产生，即对下负责；而中国地方政府官员的选拔机制是由上级政府选拔，即对上负责，传统西方财政分权理论中的"用手投票"机制在中国基本无效，进而形成了地方政府官员"唯上不唯下"的局面。

第二，我国财政分权是"自上而下"的分权。传统财政分权理论认为，对于某种公共产品而言，如果消费覆盖范围是全体人口，并且其外溢性较小，供给成本对于中央政府和地方政府来说是相同的，由于中央供给存在一定的信息成本，那么由地方政府提供给各自选民的效率要比中央政府向全体选民提供更为有效。即如果下级政府有能力和上级政府提供同样的公共产品，那么下级政府提供的效率更高（Oates，1972）。就我国而言，新中国成立以来，我国建立的是一种中央政府主导的"统收统支"的计划经济体制，20世纪70年代，随着传统的财税经济体制弊端的日益显现，中央财政收支矛盾日益加剧，直接影响了国家经济的运转。改革开放以后，伴随着经济体制的转型，财税体制改革也提上日程。从1980年我国开始实行财政包干体制，到1994年分税制改革，我国的财税体制改革均是以保证中央政府取得足够的财政资源为主要目标，国家主要的税收资源集中于中央，而地方可获得的财政收入是有限的。因此，我国财政分权是"自上而下"的行政权力集中的分权。基层财政尤其是县级、乡级财政由于长期收不抵支、赤字财政而陷入困境，制约了地方政府对教育、医疗等非生产性的公共服务的积极性。

第三，在信息不对称下，政府行为缺乏居民和社会的有效约束和监督，往往会导致政府忽视居民的需求。在蒂布特的财政分权理论假设中，居民可以自由流动，并且流动的成本忽略不计，具有相同偏好的居民在一定的收入约束下会聚集到同一个社区。人口的流动性会影响地方政府的税收收支，增加人口的纳税会推动地方政府为吸引人口作出相应的努力。对于选民，一旦政府不能满足其需求，居民就通过"用脚投票"的方式迁移到能够满足自己偏好的地区。地方政府要吸引选民，就必须按照选民的要求提供相应数量和质量的公共产品和服务，进而有利于各地区公共服务的供给及均衡配置，实现帕累托最优。但是在我国，居民对土地的依赖、新中国成立以来长期城乡二元分割的计划经济以及限制人口流动的户籍制度和城乡区别对待的政策，使得人口在地区间自由流动这一"用脚投票"机制不存在天生的土壤。因此，西方联邦体制下，地方政府作为当地居民的代理人，居民通过"用脚投票"和"用手投票"机制对地方政府的绩效作出评价；但对于中国，地方政府既是上级政府的代理人又是下级政府的委托人，而作为代理人只需要下级对上级政府负责，无须对居民的需求作出回应，政府的公共服务供给行为不会受到居民流动的约束和监督。

第四，我国的财政分权法律约束机制较弱。在西方，宪法和其他法律保障了财政分权，明确界定了各级政府的财权与事权、地方财政收支的自由度以及中央对地方政府的转移支付导致资源的配置效率得到提高，促进了各地方政府间的财政均等化。但是在我国，有效的财政分权的法律规定仍然缺失，我国财税制度只是明确了中央与地方政府的差异，即中央、省与市、县、乡镇等各级政府的地位和作用，但是地方各级政府尤其较低层级政府之间责任的划分等重要问题尚未从法律上予以确定，基层政府几乎没有财政收支自主权，只能落实上级政府的行政命令。在法律保障缺失的情况下，中央政府可以凭借行政权力，单方面下达行政指令，改变政府间的财政制度安排；同时，地方政府之间也会由于客观原因做出相应的政策改变，因此我国政府间财政关系具有较强的不稳定性。

就我国现行的政治制度，单一的中央集权制、官员委任锦标赛机制和城乡二元户籍制度等，使地区间开展财政竞争、地区贸易保护、经济导向性发展模式，很难提高居民的社会福利和公共服务水平。随着近年来中央鼓励经济的高速增长，政府支出中生产性经济支出和非生产性社会支出比例日益失调，公共产品尤其是医疗卫生等领域不断出现新问题。

中国的财政体制是中国历史改革路径依赖下产生的一种非规范的事实性分权制度安排，我国的财政分权依附在行政集权上，地方官员服从上级政府的行政命令指示，并且在制度范围内服从"理性人假设"为实现其自身利益的最大化，然而我国官员的任命主要是由上级政府绩效考核实现职位调动，而当地居民对属地政府行为的约束和监督作用是微弱的（周业安、章泉，2008）。因此，在中国特色的财政分权框架下，地方政府公共服务的供给难以按照居民的有效需求进行配置。

2. 财政分权对基本医疗卫生服务供给的影响

（1）理论研究

理论上，财政分权可以通过以下两种机制来影响医疗卫生服务的有效供给。第一，分权使得地方政府更好地服务于本地居民的需求。相对于中央政府来说，地方政府掌握了更多的本地特征、居民偏好，减少了政策制定者与民众之间的信息不对称，而中央政府由于缺乏与民众的有效沟通渠道，只能对所有地区提供同样水平的医疗卫生服务供给（Oates，1972；Mills，1994；Agrawal & Ribot，1999；Besley & Burgess，2002）。因此，分权有助于政府制定出更合理有效的医疗卫生政策，优化医疗卫生资源配置，满足不同地区居民的异质性医疗卫生需求（Tiebout，1956；Musgrave，1959）。第二，一些学者从效率的观点支持分权改革，认为分权使得更多的医疗卫生供给责任被落实到地方政府，迫使其改善资源配置、提高效率（Wallich，1994；Ebel，2002）。中央政府将权责下放到地方层面，使得地方政府根据本地的实际情况及居民需求调整公共支出的比例，包括医疗卫生资源的配置，有效地改善了资源配置及效率。然而，上述机制能否发生作用还取决于地方政府的治理结构、不同层次政府之间的关系以及民众的参与程度等。

不同于西方发达国家，在发展中国家，由于政府治理较差、民众参与度较低，财政分权能否带来积极的效应还是未知数（Gravelle，2003）。也有一些学者提出了对财政分权改革的质疑。第一，分权可能导致规模不经济和范围不经济。一些重要的公共卫生项目如传染病的预防和控制由中央政府在全国范围内来提供可能更具规模经济和范围经济；第二，如果缺乏有效的问责机制（accountability mechanism），地方政府可能会滥用权利，追求自身利益最大化，其结果是损害医疗卫生资源配置的效率和公平（Collins，1989）；第三，在治理结构不完善、缺乏公众有效的参与的情况下，地方政府可能会忽视基层民众的需求，从而使财政分权更有利于富人而不是穷人（Bardhan & Mookherjee，2005，2006）；第四，在医疗卫生服务的供给过程中，如果没有明确界定中央政府与地方政府各自的权责，加之缺乏有效的转移支付体系，财政分权将进一步扩大贫困地区和富裕地区的医疗卫生资源差距。

（2）实证研究

实证研究方面，国外大量学者关注了财政分权对医疗卫生领域的影响，但由于选取的财政分权指标不一致、研究方法不同，导致了研究结论也不尽相同。此外，在不同国家政治背景下，财政分权是否会产生不同的影响效应也有待进一步检验。

Habibi 等（2001）利用1970—1994 年的阿根廷数据，研究财政分权对教育、医疗卫生供给的影响。结果发现，财政分权有利于区域医疗卫生的供给，并且降低了不同地区之间的差距。Yee（2001）研究了中国的财政分权对医疗卫生领域的影响，通过面板数据固定效应模型与随机效应模型的估计结果显示，财政分权增加了医疗卫生保障开支，且降低了人口死亡率。Schwartz 等（2002）对菲律宾的1600 个地方政府的审计支出报告进行了分析，并结合人口普查数据检验了地方政府卫生支出对医疗卫生供给所产生的影响。研究结论显示，在分权之后，地方政府拥有更多的无条件转移支付，增加了对医疗领域的投入。这与后来 Arze（2003）的研究结论是一致的，他认为更多的财政分权会导致医疗保健和教育支出经费的增加。

Faguet（2004，2008）研究了玻利维亚1994 年财政分权改革所带来的影响。他发现，财政分权后，地方政府在教育和卫生上的投资大幅增加，且更符合地方居民的实际需求。Bossert 等（2003）对哥伦比亚和智利的研究发现，财政分权有利于促进医疗卫生资源的公平配置。Scheffler 和 Smith（2006）研究了美国加利福尼亚州的财政分权对医疗卫生资源配置的影响。他们发现，财政分权后，县级政府针对穷人的医疗卫生支出增加。也就是说，财政分权优化了县级政府的医疗卫生资源配置。Costa - Font 等（2007）对加拿大的研究发现，财政分权度高的省份，其人均医疗费用支出水平也较高。Hai Zhong（2010）的研究发现，加拿大于1996—1997年实施的分权改革，降低了居民门诊服务和住院服务利用中的不平等。Kis‐Katos和Sjahrir（2014）研究发现，2001年印度尼西亚的分权改革极大促进了落后地区对医疗服务领域的投资。

也有部分学者的研究得出相反的结论。Jeppsson（2001）使用乌干达1995—1996年度财政数据研究发现，财政分权事实上降低了地方政府对医疗服务的资金分配。Akin和Hutchinson（2005）的研究发现，实施财政分权改革后，乌干达政府的医疗卫生预算支出比重大幅下降。Zhang和Kanbur（2005）关注了中国分税制改革带来的影响，发现地方政府减少了对教育和医疗卫生保障的投入，使得医疗服务可及性地域差距变大。作者指出财政分权减少了中央政府的再分配权力，许多地方政府尤其在那些税收不足的贫困地区大大减少了他们在民生建设上的投入。Crivellia等（2006）针对瑞士的研究发现，财政分权扩大了区域之间的人均医疗费用支出差距。Abdulwahee（2012）利用2008年尼日利亚4个地方政府的数据发现，财政分权体制下，地方政府把37.57%的财政预算用在其他领域。

3. 财政分权对医疗卫生服务供给结果（健康）影响的研究

财政分权对居民健康的影响也是学界关注的一个热点问题。Robalino、Picazo和Voetberg（2001）关注了财政分权对婴儿死亡率的影响，利用1970年到1995年包含发达国家与发展中国家的面板数据，研究结论得出地方政府在医疗保健支出上比例更高的国家婴儿死亡率较低，这种影响作用在低收入国家体现得更明显。他们认为只有当地方政府有更高的行政能力时，财政分权才可能改善健康结果。Lieberman（2002）认为，菲律宾医疗部门几十年的分权改革并没有带来健康状况的明显改善。Asfaw等（2007）利用1990到1997年印度的面板数据发现，财政分权有助于降低婴儿死亡率，政治分权影响其有效的潜在因素。Habibi等（2003）也研究了阿根廷的财政分权对婴儿死亡率的影响，研究结论显示财政分权显著降低了婴儿死亡率及区域不公平现象。Cantareto和Pascual（2008）、Jimenez和Rubio（2011）利用地方医疗卫生费用支出占财政总支出的比例来衡量财政分权，发现在西班牙和加拿大国家，财政分权均降低了婴儿死亡率。Soto等（2012）运用了同样的方法研究了哥伦比亚地区，结果也显示财政分权显著降低了婴儿死亡率，这对非贫困地区的影响更大。也有学者对中国进行研究，Uchimura和Jutting（2009）发现财政分权降低了1995—2001年间的婴儿死亡率。

（二）国内研究现状

1. 关于基本医疗卫生服务均等化的研究

一些学者关注了我国基本医疗卫生服务均等化的现状、表现形式及成因。胡琳琳、胡鞍钢（2003）认为城乡居民在疾病模式上存在巨大的差异，这说明城乡在医疗卫生服务利用、健康状况方面是非平衡的，导致这一现象的原因除了城乡二元结构，最根本的原因在于医疗资源配置过程中的"市场化过度"和"市场化不足"情况并存。顾昕（2006）认为在医改进程中，市场化的资源配置机制对初级医疗卫生服务体系发展及居民医疗卫生服务公平可及性的实现有不利影响，因此需强化政府在医疗领域中的发展型角色。孙燕铭（2006）提出我国在卫生资源配置上存在着严重的城乡差异、地区差异，在实现医疗卫生资源配置的公平中，需要一定的政府干预。

实证研究方面，大量学者对中国医疗卫生服务的非均等进行了测量和分析，其中既包括城乡之间的非均等，也包括区域非均等。较多学者运用洛伦兹曲线和基尼系数来测度医疗卫生服务的配置非均等（胡善联，2005；任苒，2007）。郭清等（2006）借助洛伦兹曲线和基尼系数，分别对杭州、成都、沈阳、海南和保定等地的卫生服务配置的地理分布公平性和人口分布公平性进行研究。李晓燕等（2008）以全国平均水平为基准，通过基尼系数、差别指数和泰尔指数分析了黑龙江省的卫生服务城乡差距，发现农村卫生服务较缺乏。安体富、任强（2008）构建了我国公共服务均等化水平的指标体系，利用每万人拥有卫生机构人员数、卫生机构数和床位数来测度我国基本医疗卫生的非均等程度，发现我国医疗卫生非均等程度较明显。黄小平和方齐云（2008）运用以人口为权重的泰尔指数及以 GDP 为权重的泰尔指数测度了 1997—2005 年间我国不同地区的财政卫生支出差异，研究发现财政卫生支出的区域总体差距在不断缩小，这种差异主要存在于各地区内部之间，且利用 GDP 为权重的泰尔指数计算得出的明显低一些。杨宜勇和刘永涛（2008）区分了公共卫生服务和基本医疗服务，分别选取了一些投入类指标和产出类指标，包括人均卫生经费、人均预期寿命、婴儿死亡率、公共卫生机构人员、床位数及疾病住院率等。通过变异系数、偏离度统计指标进行定量分析得出了我国省与省之间存在较大的差异，公共卫生和基本医疗服务的水平与地区经济发展水平存在正相关。谢金亮、方鹏骞（2013）结合基尼系数、数据包络分析（DEA）的 C2R 模型，分析了我国医疗卫生服务省与省之间的配置公平性及利用效率，发现卫生支出的公平性相对较低。于芳、于贞杰（2016）利用集中指数、泰尔指数分析了基本医疗卫生服务资源配置的均等化问题，研究结论发现我国基本医疗卫生服务资源配置存在非均等现象，且主要原因在于东、中、西部地区内部配置非均等。

李豫凯、王文星（2013）采用秩合比 RSR 法对新疆 14 个地市的医疗卫生服务配置进行综合评价分析，发现北疆和南疆地区、中心城市和边缘地区存在较大的差异。峗怡（2014）运用卫生服务优先指数（IPHS）和资源分布指数（IRD）两种测算方法，对公共卫生服务状况展开纵向和横向比较。研究发现，随着新医改的推进，公共卫生服务供给得到了逐步提高，但惯有的地域之间资源分布不公平的格局仍未被打破，省际公共卫生服务供需不匹配仍然非常严重。

2. 关于财政分权与基本医疗卫生服务均等化的研究

改革开放以来，中国财政税收体制从 1978 年以前的统收统支形式向分成制和财政包干制转变，中央政府逐步放权。这一改革直接促进了地方经济的发展，但却导致制度外资金快速膨胀。中央财政收入占全国财政收入比重逐年下滑，为扭转这种困境，1994 年，我国推行了分税制改革，划分中央税、地方税和共享税，分设国税和地税两大征收机构，确定中央和地方的事权和支出范围。地方政府收入比重逐渐减少，但仍需承担公共服务的供给责任，财政与事权严重不匹配。中央政府虽然补贴贫困地区的传染病防治，省政府承担接种免疫，但基层医疗卫生服务的供给责任仍然由地方政府来落实，如若地方政府财力有限，就无力承担在医疗卫生服务的投入（Smith，Wong and Zhao；2005；World Bank，1997）。

与西方国家财政分权不同的是，中国的财政分权是建立在政治集权的基础之上，地方政府在一定程度上会追求自身利益的最大化，未必对选民的需求负责。与医疗保健投资相比，他们更愿意投资于经济建设，而且在缺乏有效的监督及问责机制下，地方政府的供给行为很难被约束。在"官员任期锦标赛"和"GDP 唯上"的考核体系下，地方政府往往会对经济建设、基础设施领域增加投入，而忽视对医疗卫生领域的投入。陈志勇、陈思霞（2014）借鉴 BFI 指数构建了中国省级财政预算约束指数，发现分权导致了以经济增长为标尺的地方政府的投资冲动，不利于财政预算软约束的调整。进一步的分析表明，糟糕的制度环境易诱发地方政府公共支出结构的偏向性配置，从而加剧其在建设性领域中的投资冲动，同时指出着重改革分权框架下地方政府投资竞争的扭曲性制度激励，有利于治理财政预算软约束并有效控制地方政府的扩张偏向性支出行为。因此，在我国，财政分权是否有利于改善医疗卫生服务的供给及健康产出，还有待进一步的验证。

理论分析方面，孙旭光和牟诚诚（2001）的理论分析发现，财政分权造成了县乡财政困境，地方政府间的横向竞争与公共支出结构扭曲是造成基本公共卫生服务不公平的重要原因。陈健生（2004）认为财政分权使得公共卫生领域的政府职责从中央政府转移到地方政府，而各地区经济发展、财政能力存在差异，现行的以县乡为主的财政体制安排并不能很好地保障公共卫生的均衡发展，除了加大转移支付力度，还应该建立以省为主体的财政支出制度安排。文小才（2011）分析了在医疗卫生服务配置中的财政投入机制，作者认为要实现医疗卫生服务配置结构的合理化，必须变革财政投入方式。第一，由补供方转向补需方，尤其向农村、社区基层医疗卫生组织倾斜；第二，明确中央和地方财政的卫生支出权限，理顺各级政府的卫生供给责任。韩宗保、韩建（2011）也提出了类似的观点，认为我国的医疗卫生服务配置存在着投入总量不足和城乡区域差异明显这两大问题，这一现象的主要原因在于医疗卫生财政投入结构失衡，需要明确各级政府责任，建立起以中央财政和省级财政为主导、以县乡财政为辅助的医疗卫生财政投入体系。

实证研究方面，财政分权指标的选取也尚未统一，不同国家和地区的财政体制、背景也存在较大差异，合理地衡量财政分权是一项艰巨任务。从国内已有研究来看，中国学者最常用的三种财政分权测量指标如下：第一，各省预算内（外）财政收支占全国或中央预算内（外）财政收支的比重，这一指标借鉴了西方财政联邦主义中的常用计算方法，然而，由于分母是固定的，该指标大小实际上仅考察了各地区相对财政收支的大小；第二，各省人均预算内（外）财政收支占全国或中央人均预算内（外）财政收支的比重，在前一方法的基础上，这一指标考虑了各地区的人口权重（Zhang and Zou，1998；乔宝云，2002）；第三，省以下财政收支占全省财政收支的比重，即将市、县、乡的财政收支加总与全省财政收支进行比较（Uchimura and Jütting，2009；张光，2009）；第四，财政收入的留成率或边际留成率（Lin & Liu，2000；Jin and Zou，2005），这一指标反映了财政分权的激励程度。然而运用此指标计算时，有多个省份的分权程度不合理，有的省份财政收入的留成率为100%。还有一些学者采用综合指标衡量不同财政分权指标的效应。

平新乔和白洁（2006）的研究发现，财政分权导致了所谓的公共支出"偏差"，扭曲了中国地方政府的公共支出结构。Zhang（2006）使用中国县级层面数据，研究发现财政分权降低了公共支出规模。财政分权可能对分配方面产生不利影响，造成地区之间经济和社会发展差距的扩大。OECD（2006）、Zhang 和 Kanbur（2005）指出，财政分权导致中国省与省之间的支出差距不断扩大，进而造成了医疗服务可及性的差距不断拉大。尤其是财政分权使中央政府的再分配职能减弱，地方政府尤其是贫穷地区的地方政府由于收入有限，将会大幅减少社会事业方面的投入。李婉（2007）和乔俊峰（2008）指出，在我国财政激励和以 GDP 为主的晋升考核体系下，财政分权使得地方政府偏好于经济建设投入，挤占了科教文卫支出，因此应强化地方政府的公共责任。王德祥、李建军（2008）研究了"省直管县"的分权改革对地方公共品供给的影响，发现这一分权改革显著改善了县级、地市的公共服务供给水平，其中包括医疗卫生服务。傅勇和张晏（2007）、龚锋和卢洪友（2009）的研究发现，财政分权导致了地方政府公共支出"重基本建设、轻公共服务"，地区之间的政府竞争进一步恶化了这一情况。李齐云和刘小勇（2010）研究了财政分权、转移支付对地区公共卫生服务均等化的影响。其研究结论表明运用不同的财政分权指标显示出了对均等化的不同影响效应，总体来看，财政分权扩大了区域公共卫生的差距。盘宇章（2010）考察了中国财政分权改革对公共医疗服务供给的影响。结果发现，中国的财政分权体制同特殊的政治治理模式（包括中央政府对地方的绩效考核制度及官员晋升制度）相结合，使地方政府在供给公共医疗服务时面临着激励不足和扭曲的困境。龚锋和卢洪友（2013）从多维度选取合成财政分权指标，进一步研究了财政分权对义务教育、医疗卫生两类公共服务供给的影响，发现了分权的不同影响效应，在医疗卫生服务配置上产生了不利影响。刘正华、吕宗耀（2014）运用固定效应模型分析了我国财政分权对公共卫生支出的影响，发现财政分权度每增加1%将会导致公共卫生支出占比下降7.25%。他们认为，财政分权扭曲了地方政府的行为，是造成地方公共卫生支出不足的重要制度因素。

3. 关于基本医疗卫生服务均等化的政策建议

大部分学者认为应该强化政府在医疗资源配置中的角色，发挥财政的资源配置作用。王谦（2006）指出中国公共部门所能用于医疗服务提供的资源总量是有限的，因而政府应在医疗领域公平性的改善上承担更大的责任。英建青（2006）则认为，政府应从医疗资源投资结构上着手，根据各地区经济、社会发展实际水平来统筹基本医疗的投入，减少资源浪费，保障地区医疗卫生均衡发展。朱玲（2006）明确指出了医疗领域市场化机制使得卫生服务进一步向大城市集中，导致了农民卫生服务可及性下降，因此在基本医疗卫生供给中政府责任仍不可忽视。肖建华、刘学之（2005）以政府介入公共品供给模式为逻辑分析起点，界定了政府经济职能的三个档次，认为政府在公共医疗卫生领域中应发挥核心职能，促进社会公平。政府的经济职能具体表现为：首先，要纠正公共品的外溢性应建立合理的转移支付制度；其次，要保证财政服务均等化，平衡横向公平；最后，要加强监督机制，使政府相关部门从"理性人"转化为"理性组织"。杨宜勇和刘永涛（2008）对我国省与省之间公共卫生、医疗服务均等化提出以下建议：第一，建立地区均等化的预警机制，科学地界定基本医疗和公共卫生；第二，加大政府财政投入，强化医疗保障制度的转移支付功能；第三，明晰中央和地方政府事权，完善转移支付制度。

荆丽梅、胡善联等（2009）认为我国公共卫生服务非均等的主要原因在于中国"自上而下"的分权式体制、公共服务供给责任的过度下放以及转移支付制度存在缺陷。因此，在公共卫生服务领域，中央政府应该承担更多的供给责任，合理安排支出结构与转移支付制度体系。蒲川（2010）以重庆市为例，提出了促进基本公共卫生服务均等化的一些策略。作者认为应明确政府在基本公共卫生服务上的供给责任，并确定省级统一的公共卫生服务包，保障中央财政在基本公共卫生服务专项资金投入的主体地位。陈丽、姚岚等（2011）认为应该结合各地区实际情况，循序渐进推进各项基本医疗卫生服务项目，完善公共财政制度，确保医疗卫生服务的有效供给和均等化实现。文小才（2011）认为，要克服中国医疗卫生服务配置中财政投入总量不足、结构失衡等问题，政府必须充分认识到在中国医疗卫生服务配置中财政投入的制导机制。要形成科学合理的医疗卫生财政分配机制，确立财政投入的主体地位，合理调整财政结构，使之引导医疗卫生服务向合理化、均等化发展。张宗光等（2013）提出了农村医疗卫生服务优化配置的建议，其中明确指出要将财政投入重点向农村医疗卫生服务机构转移。此外，要完善城乡基本医疗卫生服务均等化的各项制度建设。

也有部分学者认为医疗卫生服务的市场化整合更有效率。宋晓梧（2006）认为在医疗资源的调整过程中，针对政府垄断医疗资源、医院垄断患者等一系列问题，正应该引入市场机制，实行医疗资源的有部分市场化是必然的。封进、余央央（2008）认为当前医疗卫生领域所出现的问题与市场化存在密切关系，但市场化的方式需要进一步反思，可通过竞争性的医疗服务市场发挥激励机制作用，而政府的责任主要在于医疗融资。和立道（2011）认为我国医疗卫生服务过度向城市集中，城乡基本医疗卫生服务存在着极大的非均等，尝试鼓励民营资本进入医疗领域是一种好的解决方案，尤其是在乡镇卫生院的建设上，以改善农村医疗卫生落后的局面。

（三）对现有研究的评述

综上所述，现有研究存在以下特点：

1. 在研究视角上，国内学者主要运用卫生统计学的方法对我国医疗卫生服务均等化的现状进行度量，缺乏对其非均等化形成原因的分析；此外，国内外大量文献集中于研究中国的财政分权对财政支出结构、义务教育、经济增长及波动的影响，而忽略了其对基本医疗卫生服务均等化的影响。

2. 在研究内容上，国内的研究主要集中在财政分权与地方政府卫生费用投入关系上，但这并不能反映财政分权与中国基本医疗卫生服务均等化关系的全貌。事实上，医疗卫生服务是一个人（医生、技术人员）、财（费用投入）、物（床位、医疗设备）共同生产的过程，包括投入、产出、受益。因此，需要借助"投入、产出、受益"的分析框架全面研究财政分权对中国基本医疗卫生服务均等化的影响程度。

3. 在研究方法上，国内的大多研究停留在对医疗卫生服务非均等化的度量上，缺乏对财政分权影响基本医疗卫生服务均等化内在机理的理论分析；实证研究大多利用静态面板数据进行分析，较少利用动态面板模型进行研究。

4. 在研究结论上，无论是基于发展中国家还是发达国家的研究，关于财政分权与基本医疗服务均等化研究的结论不尽一致。考虑到中国特色的财政分权体制以及经济社会转型的背景，需要利用中国的数据，进行更加深入的分析。

## 三、研究内容与研究方法

（一）主要内容

本书旨在综合运用财政学、健康经济学、制度经济学等学科的基本理论和研究方法，利用《中国统计年鉴》《中国卫生统计年鉴》《中国区域经济统计年鉴》《全国地市县财政统计资料》等公开数据，围绕基本医疗卫生服务均等化这一主题，从财政分权的视角，考察我国基本医疗卫生服务非均等化的状况及其动态变化，深入分析财政分权对基本医疗卫生服务非均等化的影响及其程度，为政府制定有效的财政分权政策和完善医疗保障投入政策提供政策建议。本书主要回答以下几个具体问题：

1. 如何界定政府与市场、中央政府和地方政府在医疗卫生领域的职能和边界？现有的财政分权体制是否影响了我国基本医疗卫生服务的非均等化？

2. 我国基本医疗卫生服务非均等化呈现出了什么样的特征和趋势？

3. 在基本医疗卫生服务的供给领域，我国的财政分权体制下是否存在过度分权的现象？如果存在这一现象，合理的财政分权度应该是什么？各级政府的财权和事权该如何划分？

4. 我国的财政分权体制是否对基本医疗服务均等化产生了不利影响？财政分权对基本医疗卫生服务的城乡非均等、区域非均等是否存在同样的影响效应？

5. 如果这些问题存在，那么从财政体制、政府间财政关系等方面，通过何种政策建议来进行改进？

（二）研究方法

结合本书的选题、数据特点和研究目的，本书将主要使用以下研究方法：

1. 文献综述。基于国内外已有关于大量财政分权领域研究的文献，本书对西方经典财政分权理论研究、相关实证文章进行了系统回顾，并结合财政学、公共经济学、卫生经济学等经典理论进行综述，掌握该领域过去的研究成果及最新的研究方向，为本书奠定研究基础。

2. 描述性统计。搜集我国公开统计年鉴中省级层面、地市层面、县级层面基本医疗卫生服务相关数据，包括投入类、产出类、受益类指标，运用差异系数法、基尼系数法、泰尔指数法度量和分析我国基本医疗卫生服务非均等化的现状、特点和发展趋势。

3. 理论研究。基于经典的财政分权理论，包括第一代财政分权理论、第二代财政分权理论、地方官员晋升锦标赛模型、Tiebout 的"用脚投票"等观点分析西方财政分权理论在我国的适用性，以及对基本医疗卫生服务非均等的影响。

4. 实证分析。根据理论分析框架，建立财政分权对我国基本医疗卫生服务非均等的影响模型，结合静态面板和动态面板数据，并利用多种计量回归方法分析财政分权的影响方向及作用。

# 四、研究思路与基本框架

（一）研究思路

本书采用理论分析与实证分析、定性分析与定量分析相结合的研究方法。研究按照以下思路和程序进行：（1）确定研究目标和研究问题。通过对财政分权、基本医疗卫生服务均等化相关研究的回顾，形成本书的研究框架；（2）通过对官员晋升锦标赛理论、博弈论等分析方法的回顾，确立基于理论分析框架；（3）获取研究数据。整理已经获取的公开调查数据，构建面板数据；（4）数据整理和分析。对数据进行整理，并根据研究内容对面板数据进行系统分析；（5）形成初步结论。采用定性和定量方法对面板数据、实地访谈数据和相关文献进行分析得到本书初步结论；（6）形成结论和建议。

（二）基本框架

本书共分六个部分，具体内容如下：

第一部分是导论。阐述了选题的背景、研究目的和意义，界定了基本概念和研究范围，介绍了国内外文献综述，并展开了有针对性的评价和实地借鉴，提出了本书的研究内容、思路和方法、创新点与不足之处。

第二部分是理论分析。本章首先从医疗卫生领域的市场失灵与政府干预理论出发，分析中央政府和地方政府在医疗卫生服务供给的职能和边界；分析西方财政分权理论下地方政府医疗卫生服务的供给行为及这种理论在中国的适用性；借鉴周黎安（2004，2007）的地方官员晋升锦标赛模型和 Besley、Coate 等（2003）的理论模型，分析财政分权导致我国基本医疗卫生服务非均等化的内在机理。

第三部分是制度演变分析。探讨了中国财政体制的沿革，从制度变迁的视角分析中国医疗卫生体制改革的进程，包括改革开放前（1949—1978 年）、改革开放后（1979 年至今）中国医疗卫生体制的改革历程。详细分析了各个时期医疗卫生服务的特征以及中央政府和地方政府在医疗卫生服务配置的职能和角色。

第四部分是现状、特点与趋势分析。基于公开的省级数据、县级数据，构建了投入—产出—受益的基本医疗卫生服务指标体系，并利用变异系数、基尼系数、泰尔指数等指标度量和评估我国基本医疗卫生服务非均等化的现状、特点与发展趋势。分城乡和区域进行分析，包括投入的不均衡、产出的不均衡和受益的不均衡三个方面。

第五部分是实证分析。结合动态面板与静态面板模型分别考察财政分权对中国城乡基本医疗卫生服务非均等的影响，对区域基本医疗卫生服务非均等的影响。首先，借鉴乔宝云（2002）、Hiroko Uchimura 和 Johannes Jütting（2009）等人对财政分权的衡量，构建了省级财政支出分权、省以下财政支出分权指标。其次，为了克服可能存在的自相关、异方差、遗漏变量等问题，构建动态面板模型，引入被解释变量的滞后一期变量，并比较差分 GMM 和动态 GMM 的回归结果，识别财政分权对基本医疗卫生服务非均等的影响。

第六部分是国际经验借鉴。本章拟选取四个西方发达国家（美国、英国、德国、加拿大）进行经验借鉴。

第七部分是研究结论与政策建议。对本书的研究结论进行总结，提出了实现基本医疗卫生服务均等化和完善财政分权体制的政策建议，并提出有待深入研究的方向。

本书的基本框架如图 1 所示：

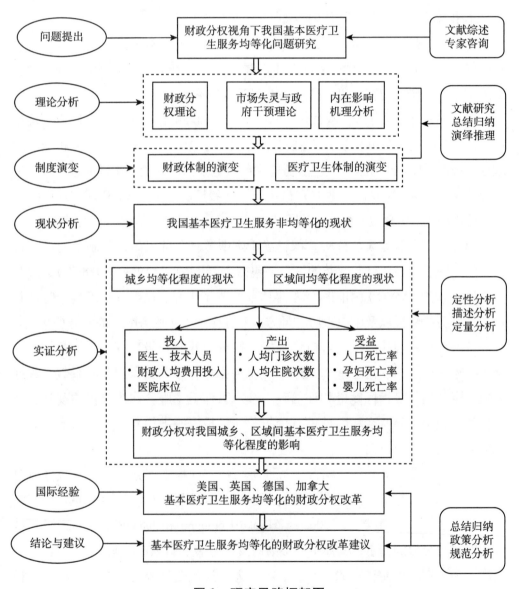

**图 1　研究思路框架图**

## 五、创新与不足

（一）创新之处

本书尝试在以下三个方面作出创新：

1. 研究视角方面。本书从财政分权的视角，对基本医疗卫生服务均等化问题进行了系统研究，指出我国基本医疗卫生服务非均等化的根源在于地方官员的考核机制不合理、区域间的正外部性以及医疗卫生领域中财政分权改体制不合理。本书在一定程度上弥补了对医疗卫生服务均等化供给问题的财政分权视角研究的空白。

2. 研究内容方面。首先，分析了中国式财政分权的特征及其导致我国医疗卫生服务非均等化形成的内在机理。其次，借鉴卢洪友等（2012）在中国基本公共服务均等化进程报告中的分析框架，构建了一个从投入、产出和受益三维视角的基本医疗卫生服务测量指标体系，对财政分权影响医疗卫生服务均等化程度进行多视角、全方位的分析。

3. 研究方法方面。在实证分析部分，本书在借鉴收入不平等度量指标的基础上，分别利用变异系数（Coefficient of variation）、基尼系数（Gini coefficient）、泰尔熵度量（Theil entropy measure）等几类指数度量我国城乡、区域基本医疗卫生服务非均等的特点及发展趋势。利用静态面板和动态面板数据分析财政分权对基本医疗卫生城乡非均等、区域非均等的影响，结合固定效应模型、随机效应模型、差分 GMM 与系统 GMM 回归的比较结果，识别省级财政支出分权、省以下财政支出分权的不同影响效应。

（二）不足之处

1. 本书更加侧重于我国区域间、省际、城乡间基本医疗卫生服务非均等化的研究，主要关注了宏观层面、全局性的基本医疗卫生服务的非均衡问题，而对微观层面、局部性的基本医疗卫生服务非均衡问题没有进行更加深入的研究。

2. 本书的数据采集均来源于《中国统计年鉴》《中国卫生和计划生育统计年鉴》等公开数据，没有进行实地调研，因此没有掌握第一手数据，这在一定程度上也影响了实证分析结果的全面性和说服力。

3. 由于缺乏省级层面、县级层面医疗卫生产出、受益类数据，在实证分析部分，本书仅分析了财政分权对基本医疗卫生服务投入类非均等指标的影响，而未对产出、受益类非均等指标进行回归，未来可进一步进行研究。

# 第一章 财政分权与基本医疗卫生服务均等化：理论分析

本章主要论述我国财政分权与基本医疗卫生服务均等化的理论依据和均等化的指标体系。首先，明确本书的相关概念界定及其内涵；其次，论述基本医疗卫生服务的市场失灵的理论和表现，政府干预的原因和形式，公共服务中中央政府与地方政府事权责任划分理论；最后，阐述中国式财政分权对基本医疗卫生服务非均等化的影响。

## 第一节 相关概念的界定

### 一、财政分权及其衡量

（一）分权与财政分权

财政分权（Fiscal Decentralization）是一个经济学概念。近几十年，世界许多国家为了改善经济发展，财政制度安排上呈现出分权的趋势。为了更好地理解财政分权，首先笔者从分权（Decentralization）展开阐述。根据奥茨（Oates，1972）的定义，在某些规定条件下，根据不同地方居民的需求所安排局部性的产出，通过分权可以实现帕累托最优，最终将优于在所有管辖区内确定统一产出的结果的方式。如表 1-1 所示，世界银行（2003）将分权定义为，将中央所拥有的权力、责任以及适当的资源转移给地方政府、地区机构来运作的改革机制，并将分权分为财政分权（Fiscal Decentralization）、管理分权（Administrative Decentralization）和政治分权（Political Decentralization）。Jonathan Rodden（2004）定义分权是中央政府对地方政府权威的转移，包括政策分权、政治分权和财政分权。孙磊和武靖州（2010）定义分权包括管理分权、财政分权和市场分权。管理分权即地方政府在管理辖区内拥有真正的管理权，能够根据地方情况改进当地的法律、制度；财政分权是指中央政府给予地方政府一定财政管理的自主权，即财政税收和支出责任的权力，使地方政府拥有一定权限自行决定税收配置、收费及债务安排等方面；市场分权即地方政府拥有自主决定地方税收配置、基础设施的投资以及公共服务投资等权利。其中，财政分权作为财力基础，是其他权利的集中体现。

表1-1　　　　　　　　　　　　　　分权形式

| 政治分权 | 行政分权 | 财政分权 | 市场分权 |
|---|---|---|---|
| 宪法、法律、监管体系 | 行政事务、信息与监管 | 支出 | 基础设施、教育、卫生 |
| 分权、政治参与 | 地方行政技术与管理能力 | 收入 | 本地安全网络 |
| | 问责机制、透明度和腐败 | 转移支付、借贷 | 卫生、自然资源、环境 |

资料来源：世界银行网站（www. world bank. org/publicsector/decentralization/what. htm）

自19世纪90年代之后，财政分权作为一种机制改革形式的分权在很多转型国家都开始实行。综合现有学者观点，所谓财政分权（fiscal decentralization）是指中央政府给予地方政府一定的税收管理权限和财税支出范围，允许地方政府自主决定其预算支出规模和结构，最终地方政府能够更有效率地为当地居民提供其所偏好的地方性公共物品或服务，实现地方居民的福利最大化。具体来说，地方政府通过拥有一定中央下放的财税自主权，使得基层政府能够自由选择其所需要的公共支出结构和政策类型，促进地方政府提供更多更优质的服务，回应并满足人们需求的过程（Saltman & Figueras，1997）。

（二）财政联邦主义

在学术界的讨论中，同时也关注了从财政分权衍生出内涵相近的概念——"财政联邦主义"。财政联邦主义，即分权的财政体制，特指地方政府拥有相对独立的立法权与司法权，如税收立法权等。对这两个概念进行比较可以发现，两者强调分权的对象有所差别，财政分权更强调财税收支权力的下放，地方政府在中央的放权下拥有一定的财政收支自主权；而财政联邦主义则是引入公共管理理论，强调地方政府对一系列事务进行自主决定以及权利再配置的过程。

奥茨（Oates）于1972年提出的"财政联邦主义原则"为分权的理论提供了基础。根据该理论，由于当地居民的偏好和公共产品及服务的成本在地域之间存在差异，分权可以增加经济社会的福利。相对中央机构而言，地方政府更了解当地居民的偏好，因此利用信息优势能够更好供给与居民的需求相匹配的服务和产品。相反，中央政府由于重要的信息和政治上的限制，不利于他们提供有效的地方性公共产品或服务。权力下放定理表明，分权可以加剧政府之间的竞争，进一步提升供给的效率（Oates，1972；King，1984）。同时，由于地方政府创新和试点，其公共产品和服务的生产比中央政府提供的产品或服务要大，所以竞争有利于提高生产效率。分权的政府在提供产品上拥有更多的自由和自主权，然而，除非已经获得了所有的局部地区的认可，否则中央政府不会采取新的生产技术。地方政府间增加的竞争力也应该作为创新的激励（king，1984），因此，地方政府的生产成本低而供给质量高。权力下放的另一种说法来源于蒂布特（Tiebout，1956），他认为分权使得居民利用"以足投票"的方式依据自身的偏好评判地方政府提供服务的好坏。但是，该理论所提出的公民流动性的假设，在欧洲、美国都是一个存在争论的问题（Oates，1999）。然而即使缺乏流动性，一个地方公共品的有效供给将是边际替代率之和等于边际成本的条件下，这一条件通常会在不同的管辖区有所不同（Oates，2005）。

（三）财政分权的衡量

自 19 世纪 90 年代之后，财政体制的分权改革在很多转型期国家得以实施。与此同时，大量学者开始关注财政分权及其所产生的经济、社会效益。然而，由于不同的财政分权测量指标导致研究结论不尽一致。

表 1 - 2 展示了国内外文献中财政分权的典型测量指标。在跨国研究中，大多学者使用国际货币基金组织（IMF）发布的政府财政统计（GFS）来衡量财政分权。通常由国家以下的各级政府的支出和收入与中央收入和支出的相对比例来分别衡量（Robalino et al.，2001；Habibi et al.，2003；Treisman，2006；Dolores Jiménez - Rubio，2010、2011）。Robalino 等（2001）的研究关注了财政分权对婴儿死亡率的影响，利用地方政府财政支出占中央财政总支出的比例来构建财政分权指标，而 Habibi 等（2003）则计算了地方政府财政支出占全国财政总支出的比重。然而，由于没有分解本地支出、收入的自治权，收入来源以及政府间的转移支付，利用 GFS 数据可能高估了财政分权的程度。

Oates（1985）指出，在衡量财政分权时应该考虑到政府间的转移支付以及不同层级政府的分权程度。此外，财政分权指标在运用到不同领域研究中也应该单独进行分析，而大多研究忽视了以上几点。张维迎、栗树和（1998）提出了

**表 1 – 2**　　　　　　　　**国内外文献中财政分权的典型测量指标**

| 作者 | 研究地区 | 测量指标 |
|---|---|---|
| Habibi et al.（2003） | 阿根廷 | 地方财政收入占全国财政总收入的比例、地方财政支出占全国财政总支出的比例 |
| Treisman（2006） | 66 个国家 | 地方财政收入占中央财政总收入的比例、地方财政支出占中央财政总支出的比例 |
| Asfaw et al.（2007） | 印度农村 | 农村人均财政支出占人均地方财政总支出比重、农村地方财政收入占农村地方财政支出的比重 |
| Jiménez – Rubio（2010） | 加拿大 | 省级卫生保健支出占各级政府卫生总费用的比例 |
| Dolores Jiménez – Rubio（2010、2011） | OECD 国家 | 地方财政自主税收收入占财政总收入的比重、地方政府支出占各级政府总支出总额的比例 |
| Hiroko Uchimura & Johannes Jütting（2009） | 中国 | 县级财政支出占县级财政总收入比例、县级财政支出占全省财政总支出比例 |
| Zhang and Zou（1998） | 中国 | 人均省级预算内（外）支出占中央的比例<br>人均省级决算支出占中央的比例 |
| Ma（1997）、林毅夫、刘志强（2000） | 中国 | 省级财政收入的平均留成率、边际留成率 |
| 乔宝云（2002） | 中国 | 人均省级财政支出占人均总财政支出（省级财政支出与中央财政支出的和）的比例 |
| Jin，Qian & Weingast（2005） | 中国 | 省级地方财政支出占中央财政支出比例、收入分成率 |
| 龚锋、雷欣（2010） | 中国 | 地方财政收入自治率、地方财政支出自决率、地方财政收入/支出占比、地方税收管理分权度、地方行政管理分权度 |

资料来源：作者根据相关文献整理所得。

改进西方财政联邦财政分权度计算方法，即剔除财政收支中用于转移支付的部分。税收自治权也是影响政府财政分权的重要因素，也有学者以税收的不同层面来衡量财政分权程度。Jiménez – Rubio（2011）运用了地方财政自主税收收入占财政总收入的比重、地方政府支出占各级政府总支出的比重来衡量财政分权，发现地方的"自主税收程度"对婴儿死亡率有显著影响。

然而，中国的财政分权制度与西方财政联邦主义存在很大的不同，财政分权的测量指标也应该有所调整（Jin，Ligthart & Rider，2011）。自 1994 年实施分税制改革以来，地方政府在财政支出方面进行了分权，但收入方面的权力却被集中起来。地方政府的主要收入一般不用于本地直接支出，而是被中央政府征收，从这一点来看，中央和地方政府间的财政支出相对规模更适合反映财政分权程度（Knight & Shi，1999）。张涛和邹恒甫最早使用地方财政支出占全国或中央财政支出比重的变量，来测量中国的财政分权程度。具体构建了三个人均水平层面的指标，包括各省预算内支出占中央预算内支出比重、各省预算外支出占中央预算外支出比重、各省预算内加预算外支出占中央合计支出比重（Zhang & Zou，1998）。由于这三种指标极易测量和操作，后续大多研究也遵循了该方法。然而，在 Zhang 和 Zou 的财政分权程度计算方法中，分母都是中央财政支出，如果放入计量模型中，有可能造成多重共线性问题。乔宝云（2002）使用人均省级财政支出占人均总财政支出（省级财政支出与中央财政支出的和）的比值来度量财政分权。

一些学者认为，财政分权可能不会产生同等的财政激励，更合适的测量指标是衡量财政分权的激励程度。他们提出了衡量财政激励的收入留成率（Lin & Liu，2000）或边际收入留成率（Jin & Zou，2005），并且发现财政分权和经济增长之间的不同关系（Jin，Qian & Weingast，2005）。龚锋和雷欣（2010）认为采用单一的指标很难衡量中国式的财政分权度，运用基于 Bootstrap 抽样技术的 Shannon – Spearman 的测度方法将财政收入自治率、财政收入占比、财政支出自决率、财政支出占比、税收管理分权度、行政管理分权度等 6 个指标进行组合得到一个综合性财政分权指标。

近年来，有很多学者关注了财政分权对地方公共服务供给的影响。张光（2009）分析了财政分权对中国区域发展及非均等程度的影响，他主要关注了省以下的财政分权，使用县级层面的财政数据来计算分权程度。自分税制、部分地区实施省直管县（PMC）改革后，县级政府在承担公共服务供给中的责任越来越大。Hiroko Uchimura & Johannes Jütting（2009）利用中国县级层面数据分析了财政分权对健康产出的影响，文章构建了纵向平衡和县级支出占比两个财政分权指标。纵向平衡通过县级财政支出占县级财政总收入比例来计算，如果县级收入小于支出，说明该地存在财政缺口，需要通过转移支付来弥补。该指标反映了来源于省级或者中央政府的财政转移支出是否能够满足于各县的支出，而省内各县财政支出总和占该省财政总支出的比重反映了县级政府在提供公共服务中的相对重要性。这两个指标很好的测量了省以下的财政分权程度。

总的来说，财政分权具有多维度的性质，且在不同国家的财政制度背景下，分权程度的测量也并不一致。综合考虑以上多种测量方法，本书参考乔宝云（2002）和 Hiroko Uchimura & Johannes Jütting（2009）的财政分权测量指标，从我国省级财政支出分权程度和省以下财政支出分权程度来衡量财政分权对基本医疗卫生服务配置非均等的影响。

## 二、基本医疗卫生服务

### （一）基本医疗卫生服务的内涵

目前国内外学者尚未对基本医疗卫生服务的概念进行明确界定。世界银行在《1993 年世界发展报告》首次提出了"基本医疗卫生服务"的概念，指出基本医疗卫生服务是包括公共卫生和基本临床服务在内的一系列的基本卫生服务项目。其中，公共卫生主要包括传染病免疫、计划生育、健康信息的传播、居民生活环境的改善和艾滋病防疫等。基本临床服务是指成本效益较高的医疗卫生项目。各国根据居民收入、国民健康状况对基本临床服务的界定不同，但至少包括 5 个措施即计划生育服务、怀孕治疗服务、肺结核控制、性传播疾病和常见年幼儿童疾病等。原卫生部部长陈竺（2008）[1] 在全国卫生会议上明确指出，"基本医疗卫生服务"包括两大部分：一是公共卫生服务，即疾病预防控制、计划免疫、健康教育、卫生监督、妇幼保健、精神卫生、卫生应急、急救、采血服务以及食品安全、职业病防治和安全饮水等 12 个领域；二是基本医疗，即采用基本药物、使用适宜技术，按照规范诊疗程序提供的急慢性疾病的诊断、治疗和康复等医疗服务。

笔者认为我国的医疗卫生服务可分为：公共卫生服务、基本医疗卫生服务和非基本医疗卫生服务三个部分。

一是公共卫生服务。对"公共卫生"的概念界定，迄今有如下几种说法。温斯洛（Winslow）在 1920 年最早提出，公共卫生服务是一种疾病预防、健康改善和延长寿命的科学和艺术，包括医护人员做好相关的传染病防患、疾病早期预防和诊断性治疗、改善居民生活卫生环境、社会机构组织定期的体检和质检来确保社区中的每个人都能达到健康标准，此定义在 1952 年被世界卫生组织采

---

[1]　陈竺，努力开创中国特色卫生事业的新局面——在 2008 年全国卫生工作会议的讲话，http：//www. moh. gov. cn/wsb/pM30208/200804/671. shtml。

纳并沿用至今。美国医科院（Institute of Medicine）将公共卫生定义为通过保障健康的环境，以确保每个人的健康，满足社会成员的健康利益。在我国，卫生部界定的公共卫生服务主要包括：（1）健康隐患监测与分析；（2）卫生防疫和传染病防治；（3）制定公共卫生法律法规，强化公共卫生执法；（4）健康教育宣传提升公共卫生意识等。公共卫生服务所具有的纯公共物品的非排他性和非竞争性的特点及其较强的正外部性决定了市场机制在该领域的失灵，必须由政府进行干预、供给，并在国民中实现有效的均等化配置。

二是基本医疗服务，是指医疗服务供方为了保障居民基本的生命健康权而开展的一系列的疾病诊疗服务。关于医疗卫生服务的产品属性方面，国内外学者就公共卫生服务属于纯公共品应由政府提供、非基本医疗服务属于私人产品应由市场提供问题都达成共识，而对于基本医疗服务的供给方式则存在分歧。阿特金森（Anthony B. Atkinson）和斯蒂格里茨（Stiglitz）在 1992 年指出，基本医疗服务是排他成本低、新增消费者使用边际成本高的纯私人产品。顾欣（2006）和 Alexander（2006）等学者也认为基本医疗服务属于私人产品。韩明轩（2012）指出基本医疗卫生服务的个体消费具有受益的排他性和资源利用的竞争性，个体对医疗服务的消费是以其购买为前提，并且付费后消费者只享用其专属的服务，整个社会的医疗资源被分割为不同个体组成的部分，因此具有私人性质。

虽然基本医疗服务带有更多的私人产品的属性，但是由于其较强的外部性、信息不对称和医患双方道德风险，加之出于对人生命价值的尊重和保护，基本医疗服务往往存在严重的市场失灵而需要政府干预。如果由市场自主调节，由市场供求状况决定均衡价格，低收入者将因无力购买医疗服务而无法获得其必需的医疗服务的数量和质量，由此穷人的健康权和人力资本积累将会得到侵害，这会加剧社会不公和不稳定性，由此增加社会治理成本。

三是非基本医疗服务，是指除了基本医疗服务之外的针对特殊需求，主要是指个性化高端的临床医疗服务，如高级护理、康复服务、牙科美容、整容治疗等。由于其较强的个体需求的异质性，不具备正外部性效应，因此是私人产品，由市场供求决定价格，不属于基本医疗服务，也不纳入基本医疗保险覆盖范围。

综上，在本书中，笔者认为，基本医疗卫生服务是指国家在现有的经济发展水平下，为公民提供的满足其基本需求的、具有较高成本—效益比（低投入、高产出）的公共卫生服务和基本医疗服务。

（二）基本医疗卫生服务的属性界定

根据新古典经济学理论，多样化的医疗服务可以分为公共产品、准公共产品和私人物品。为了更好地界定基本医疗卫生服务的概念，明确其应该是市场供给还是公共部门供给，是市场机制还是计划体系，消费者是否按价格付费等，需要明确基本医疗卫生服务的属性。

首先，公共卫生服务主要是针对国家全部人口或者地方部分人口的健康问题，其目标是预防疾病发生、自我治疗意识和健康环境的构建。就公共卫生自身属性而言，在总量足够充足的情况下，一个人的消费不会影响其他人的消费，国家对居民进行无偿提供，有明显的非排他性和非竞争性的公共产品性质，同时具有较强的正外部性效应。

其次，基本医疗服务是针对患者个人医疗需求的满足，患者从医疗服务中获得了个体收益。阿特金斯和斯蒂格里茨（1992）认为，基本医疗服务收费容易、排他成本低，具有"谁使用，谁付费"原则，加之医生看病以及医疗设备的使用存在一定的机会成本，提供更多的医疗服务有显著的边际成本，因此基本医疗服务是私人物品。然而，需要注意的是有一些基本医疗服务能产生积极的正外部性，如：肺结核、性传播疾病等的治疗。虽然治疗的后果是患者是受益者，但是该治疗的外延效应对一定规模的其他人群也有一定的影响。

从宏观上看，基本医疗卫生服务覆盖了居民的全面健康状况和生活质量，包括疾病预防、疾病的诊疗，这一方面的预防和改善对于提高劳动力的身体素质、劳动生产率、促进国民经济发展都有直接或间接的积极作用，因此具有较强的正外部性，加之其投资回报周期长，如果完全由市场供给，会导致医疗卫生供给不足。因此，基本医疗服务不并属于严格意义上的私人物品，而是一种有益物品（merit good）。

# 三、基本医疗卫生服务均等化

（一）均等化相关概念

均等化，是指不同个体之间资源配置、权利享受由不均等到均等的一个动态的过程。不同的学者和学派对均等的理解存在差异。首先，基于福利经济学派的观点，对均等观点是建立于社会福利最大化的基础之上。（1）以庇古（Pigou)《福利经济学》开创的旧福利经济学基于边际效用基数论提出两个福利基本命题，一是社会福利随国民经济总量的增加而增加；二是由货币的边际效用递减规律，高收入者的货币的边际效用要低于低收入者货币的边际效用。国家通过征税的方式实现收入的纵向转移，增加低收入者的福利水平，使得基本公共服务均等化，社会福利水平的提升。（2）以罗宾斯（L. C. Robbins）为代表的新福利经济学将"帕累托效率"[①] 作为判断社会福利的标准，同时提出基本公共服务均等化的理论基础"补偿原则"，即如果一个政策变化使得一部分人福利增加可以多于一部分人的福利减少，便可增加整个社会的福利。因此建议通过横向的转移支付，缩小城乡间基本公共服务的差距。（3）以阿玛蒂亚森（Amartya Sen）为代表的后福利经济学认为社会福利的增加不仅是效用水平的提高，更重要的是个人能力提升的机会，关注人的自由与发展。因此鼓励政府对基础教育、基本医疗方面的投入，并提出基本公共服务均等化的努力方向，以提高社会总福利水平。

其次，基于公平理论来探究如何更好地实现基本公共卫生服务均等化。公平包括起点公平、过程公平和结果公平。起点公平又称为机会公平，是指人们在拥有获得一个机会和权益时不会因为人们的性别、地域、户籍、家庭背景而有所差异，改变个体行使权力的机会。过程公平是指人们在行使权力、参与竞争时在统一规则下。结果公平，指公民最终获得的财富、收益是均等的。实现结果公平只能是相对的，是在保证起点公平和过程公平的条件下才能实现的公平。

（二）基本医疗卫生服务均等化

刘一欧（2016）认为，基本医疗卫生服务均等化是基于投入均等化、产出均等化以及受益均等化三个指标来衡量和确定标准的。投入均等化的衡量指标是指居民在医疗服务受益中拥有相同的机会，而投入均等化的前提是筹资均等化。筹资均等包括横向公平和纵向公平。横向公平指经济水平相当的个人承担相同水平的卫生开支；纵向公平是指不同经济状况的个人根据自身的经济实力承担相应不同的卫生支出。同时，投入均等化还需要对投入的结果进行衡量，即医疗资源分布均等化，包括医院、医务人员数量、床位数等物资和人力的投

---

[①] 帕累托最优（Pareto Optimality），也称为帕累托效率（Pareto Efficiency），是指资源分配的一种理想状态，假定固定的资源在人群中配置，从一种分配状态到另一种状态的变化中，在没有使任何人境况变坏的前提下，使得至少一个人变得更好。其中，帕累托改进是达到帕累托最优的路径和方法。帕累托最优是公平与效率的"理想王国"。

入。医疗卫生服务的均等化要求居民无论城乡、性别、出身等存在差异，均能获得相同的医疗卫生服务的机会。产出均等化的衡量指标主要是指医疗资源和服务的可及性，即居民根据自身的需求及时获得医疗服务的容易度，医疗资源可及性的衡量包括居住地和医疗机构的距离、医务人员的技术、医疗设备的完备性等。受益均等化的衡量指标主要是指各地区人口健康状况的结果即婴儿死亡率、孕妇死亡率、流行病患病率等。

还有一些学者认为均等化体现为城乡均衡、区域均衡和群体均衡。张寓景等（2009）认为，基本医疗服务均等化的评价标准包括卫生服务配置公平性、卫生服务利用公平性和卫生服务筹资公平性。基本卫生服务的均等化，最终以健康状况的改善来衡量均等化的结果。杨宜勇、刘永涛（2008）主要对各地区基本服务机构、基本医疗服务机构床位数、基本医疗服务人员数进行分析，认为我国卫生服务均等化主要指标分为公共卫生服务指标（投入类：公共卫生机构数、机构床位数和公共卫生人员；产出类：传染病发病率）、基本医疗服务均等化指标（投入类：基本医疗服务机构数、机构床位数和服务人员数；产出类：两周就诊率、疾病住院率以及两周患病率）。胡西厚（2009）认为公共医疗卫生服务公平性受到社会、经济等多种因素影响，因此对其均等化效果的评估从局部和全局角度综合考核。由此可见，医疗服务均等化的标准应该从以下几个方面衡量和判断：一是区域之间的公共医疗卫生服务的投入配置应大体均衡，保证患者获得相同的就医权利和就诊机会，确保各地居民医疗资源可及性；二是均衡配置同质的医疗资源人力和物力投入，实现各地区、各身份的患者获得基本享有相同的就医待遇；三是各地区健康状况的产生即区域人口健康水平大体均等。

基于此，本书认为，基本医疗卫生服务均等化是指通过各级政府对医疗卫生服务的参与，使不同区域的居民有相同的机会获得无差异的、同质的基本医疗卫生服务。在实现基本医疗卫生服务均等化的提供中，均等化主要包括以下几个方面：第一，基本医疗卫生服务获得权力的均等化。罗尔斯在其第一正义原则中提出，享有包括健康权在内的基本权力不能因为城乡、地域的差别而有差异。公民享有平等的基本医疗卫生服务、医疗保障的机会和权利；第二，基本医疗卫生服务机会的均等化。机会均等是指公民享有平等的就医自由，通过医疗卫生服务和财政资源的配置实现城乡、区域居民获得同等可及性的医疗资源，从而保障居民无论在何地都有良好的就医环境；第三，基本医疗服务过程的均等化。不同地区的居民享受基本医疗服务的数量和质量不应该区别对待；第四，基本医疗服务受益的均等化。基本医疗服务的受益程度主要体现在居民健康状况的改善。受益的均等化直接表现为居民的健康状况不存在显著的不平等。

## 第二节　基本医疗卫生服务均等化供给中的政府责任

### 一、基本医疗卫生服务的市场失灵与政府干预

（一）市场失灵的原因与表现形式

1972 年诺贝尔经济学奖获得者、美国著名经济学家肯尼思·阿罗于 1963 年发表的《不确定性与医疗保健的福利经济学》一文，对医疗领域的特殊性、市场失灵与政府干预进行了详细的分析。基于福利经济学的两大原理，阿罗认为，如果医疗服务市场满足完全竞争市场的条件，那么市场机制将能够实现帕累托最优[①]。然而，与完全竞争市场相比，医疗服务市场存在诸多特殊性，是一个不完全竞争市场，导致市场机制很难发挥作用。具体来说，主要有以下几个方面的原因：

1. 公共产品

公共产品是相对于私人产品而言的。保罗·萨缪尔森（Paul A. Samuelson）在《公共支出的纯理论》一文中从自然属性的角度定义了公共产品。他认为任何人消费某种产品或者服务不会导致他人对这种产品或者服务消费的减少，即称之为公共产品或公共服务。也就是说，公共产品具有消费上的非竞争性和受益上的非排他性。非竞争性指的是任一消费者对公共产品的消费不会减少可供他人消费的公共产品数量。换言之，新增消费者的边际成本为零。非排他性是指当公共产品被供给时，没有一个消费者能够阻止其他人消费该种公共产品，即不能将不承担成本的消费者从某种公共产品的消费范围中排除出去，或者排除成本过高而无力排除。同时，任何人都不能自主地将他人或者自己排除在某

---

① 帕累托最优：是经济学衡量效率的指标，指不可能在不损害他人利益的情况下提高任何人的福利的情形。

种公共产品的消费范围之外（吉恩·希瑞克斯，2006）。其他经济学家根据公共产品的非竞争性和非排他性又衍生出公共产品另一个派生属性：效用的不可分割性。效用的不可分割性是指就某种公共产品的消费效用，其无法分割到个别的消费者身上，"谁受益，谁付款"的原则对公共产品是不适用的。公共物品会导致市场失灵，是因为在没有政府的干预下，纯公共物品具有消费的非排他性，产品的供给者因为没有办法设置排他机制而不能排除不缴费的消费者，因此存在大量的"搭便车"现象，私人的市场供给会出现公共产品的供给不足。

在医疗保健领域，不同的产品和服务具有不同的性质。对于公共卫生服务，如果公共卫生服务的总量是固定的，那么部分居民的消费必定会影响另一部分居民对该资源的享用，新增消费者的边际成本不为零，存在一定的竞争性。如果假定国家所供给的公共卫生服务的总量是充足的，那么，新增消费者的边际成本为零，国家对其公民不设置排他机制，则将公共卫生服务视为公共产品，由政府对公共产品进行有效供给。对于公共卫生中的健康教育、健康信息，则被视为纯公共物品，个体对该信息的消费不会影响其他人的获得，信息的传播成本远远高于其生产成本。而对于个人的医疗服务，由于个体存在异质性，提供给患者个体的医疗服务不能被他人消费，其"谁付费，谁享用"的原则将未付费者排除在服务之外，因此基本医疗服务是私人物品。因此，对于公共卫生其公共产品的性质，应该由政府进行干预和有效供给。

2. 外部性

外部性，又被称之为外部效应，1890 年马歇尔在《经济学原理》中首次提出了外部经济的概念，庇古于 20 世纪 20 年代在《福利经济学》一书中从福利经济学的视角出发对外部性的问题进行了系统性的阐述，完善了外部性理论。外部性是指某一经济主体（消费者或者生产者）的行为所产生的效用或利润"直接"或间接对另一个经济主体（消费者或者生产者）行为产生影响，但即其影响并没有作用于价格机制，即行为的受影响方并没有为此付出相应的成本或获得相应的回报。根据主体和客体的不同，外部性分为生产外部性和消费外部性。外部性又可以分为正外部性和负外部性，产生负外部性是因为产品的私人边际收益大于社会边际收益，生产者为了实现利益最大化，其市场化生产相对最优需求量是生产过剩的，例如环境污染等。正外部性是社会边际收益大于私人边际收益，市场均衡产量相对有效需求出现供给不足的情况，例如公共卫生投入、基础科学研究、教育等。斯蒂格利茨认为，教育和医疗卫生在本质上属于私人物品，具有排他性和竞争性，多为一个人提供将会增加一单位的成本，同时排他具有可行性，但是该物品具有很强的正外部性，因此属于正外部性很强的混合物品。

卫生领域的外部性包括"关怀"外部性和技术外部性。《福利国家经济学》中关怀外部性是指如果你接受的医疗卫生服务低于我所希望你获得的医疗服务水平，那么我的总体水平会下降。技术外部性是针对公共卫生，疾病传染、防疫等（如果我接种疫苗，不仅我会受益，并且正效用会外溢到周边的人而避免受染。尼古拉斯·巴尔，1987）。

（1）疾病治愈会给他人带来外部效应。Culyer（1980）认为基本医疗卫生服务领域存在一定的外部性，人们对周边患者的健康状况和医疗服务消费非常关心，这种感情可以引入到人们的效用函数。如果亲属患有严重疾病而因为医疗资源过度市场化无力负担、疾病加重，或者因病致贫，都会给他人造成负外部效应。又如，心地善良的人会因为病人、穷人消费更多的卫生保健服务而产生正效用，富人会因为自利动机而增加对穷人医疗保健方面的转移支付，认为健康状况良好的劳工能够提升经济效率。再如，治愈一位肺结核患者，患者的愿望是减轻疾病的症状而并未考虑疾病的传播，但是肺结核的治愈确实有助于抑制疾病的传染。考虑到这种正外部性，有必要进行补贴以提高疾病的治愈率。

（2）医疗卫生保健被视为"有益品"，享受健康权和基本医疗卫生服务是人们的基本权利。为了保障社会的稳定性和劳动力的可持续发展，通过相对较少的公共卫生服务体系的构建以及基本医疗卫生服务的支持，保证居民的基本医疗卫生服务不受收入约束，不会因为支付高昂的医疗费用而减少必要的医疗保健。

（3）改善生产者的健康状况能间接提高社会生产力。政府通过对穷人的健康支出进行补贴，实现私人健康收益的提升，同时受益者健康状况的改善，间接影响其生产力的提升，从而提高社会收益，对社会产生一定的正外部性。

3. 垄断

垄断是导致市场失灵的又一因素。垄断者为了实现利润最大化，在边际收益和边际成本相等的水平下生产。在医疗服务领域，垄断主要体现在少数的医疗服务机构、医疗保险机构和医药生产机构。在中国，垄断势力在该领域的形成主要是由于：（1）由于该行业存在严重的信息不对称。政府干预，如设立公立医疗机构，通过颁发许可证和专利资质设立准入门槛，专利和行政保护的药品流通领域，政府通过行政手段保证所提供医疗服务为最低质量标准。（2）为了保障服务的可及性。在偏远地区或贫困地区，对于小型的市场受众，相对当地医疗服务需求，其筹资能力仅能满足一家医院的生存，为了实现医疗资源的城乡之间、地域之间的公平配置，必须通过补贴、转移支付来支持其可持续运转。

虽然垄断有存在的必要性，但是垄断同时也存在一定的弊端。当垄断经济主体由于规模效益、政府干预等原因具有操控市场价格的能力时，其会出于自身利益的考虑左右市场价格，这一行为会使得其他经济主体乃至整个经济体的利益受损。垄断者通过降低产量或者提高价格与边际成本之间形成差距而导致了福利损失。垄断，主要是指卖方主导的市场，不仅仅是一家独断，公立医院、私立医院在医疗服务市场上因拥有信息优势而处于垄断地位，医生具有垄断信息和垄断权力，通过"差别定价"①，在医疗服务行政规定的基础上，针对不同的群体开不同的处方药品，形成三级价格歧视，医生会针对不同的人群进行不同的诱导需求以实现其利润的最大化。

4. 信息不对称

传统的微观经济学的基础是假设完全竞争的市场信息是完全的，卖方与买方对于交易市场的产品价格、质量拥有完全对等的信息。在医疗服务市场，由于存在着严重的信息不对称，使得医疗领域的道德风险和逆向选择问题尤为突出。

医疗卫生服务领域具有特殊性，即存在着大量的不确定性。首先，医疗产品需求的不确定性。疾病的发生是不可预测的，由于个体存在异质性，疾病的严重程度与受到伤害的程度有关，因此，医疗产品和服务的供给并不像事物和其他商品，只要有足够的数量就可以解决需求，对疾病治疗的需求并不是数量越多效用越高。同时，除了医疗保健所花费的成本外，疾病治疗本身也有一定的风险成本。其次，医疗产品供给的不确定性。医学治疗的过程具有不可逆性，不能通过反复对病人的测试完成治疗，医生的供给只能通过经验、知识以及病人的病情、诉求来决定。最后，治疗结果的不确定性。患者个体在治疗时，身体状况和医生对其治疗的结果无法完全在医生的控制范围，具有一定的不确定性。

---

① 差别定价：又称为三级价格歧视，是指垄断厂商提供同样的产品和服务时，对不同的客户索取不同的价格。

正是由于医疗领域存在广泛的不确定性，疾病发生导致一系列的损失，包括生病带来的负效应、工作时间的机会成本、身体的损耗等。从福利经济学的角度，根据收入的边际效用递减规律，风险厌恶者会为了获得确定性的效用，会选择购买医疗保险，提高其效用水平。因此，现代医疗市场由医疗服务的供方、医疗服务的需方和医疗服务付费方即医疗保险三者构成。

医疗市场一个潜在的困难来自于有限的信息，医生拥有各种医学知识，但是由于治疗过程的不确定性，大多数治疗的效果在一定程度上具有随机性，患者并没有评估治疗效果的标准。此外，因为购买医疗通常是凭借采购专家的服务质量评价，但是这一过程是非常困难的，需要从大量患者那里获得综合信息，而他们的身体状况存在潜在条件差异，那么患者对医生的治疗质量只有预估。这些因素表明患者无法对医疗服务消费进行理性选择。

保险市场会引发道德风险问题。厌恶风险者可以通过购买医疗保险提高他们的预期效用。但一旦他们参加医疗保险，由于其医疗保健的实际支付即服务的边际成本下降，无须支付卫生保健服务的全部成本，他们的医疗保健需求将被扭曲，从而引发患者的道德风险。由于医患之间存在信息不对称，医疗服务供方可以决定是否提供服务以及提供什么服务，当医生的服务收益与自己利益相挂钩，医生的"道德风险"问题也随即发生。

保险市场还存在逆向选择问题。Rothschild 和 Stiglitz（1976）和 Wilson（1980）指出潜在的保险购买者具有一定个体异质性，参保人和保险方存在信息不对称，面对有力的保险价格，高健康风险的患者会选择过度投保，低健康风险的患者会选择退出市场。逆向选择可能会引发保险市场的萎缩甚至消失，导致市场失灵。针对逆向选择，在建立健康保险政策方面，政府相对于私营保险公司有一个重要的优势，即防止投保人的自由准入，通过强制个人参与来使政府在整个人口率精算公平的基础上保证每个人的权益。

5. 政府干预的其他原因

结合医疗保健领域，除了上述的四个政府干预市场的主要因素之外，还存在其他因素。(1) 基于公平和反贫困的原则，减轻和减少贫困。通过对穷人投资基本医疗保健，给予其接受教育和参加劳动的机会，从而提高他们的教育水平和生产效率，提高社会总体的人力资本，持有一种底线思维，正如《1990 年世界发展报告》所强调，投资穷人的健康，既有经济效益，又有政治收益。根据边际效用递减规律，对于穷人来说，往往难以负担沉重的医疗保健费支出，其医疗保健的需求会受收入约束的影响，由于其对医疗保健的需求较为敏感，获得免费或者低费医疗保健将能够大大提升其接受医疗保健的水平。政府通过制定宏观经济政策维护社会稳定，通过货币政策、财政政策和赤字政策对中央政府和地方政府的健康保健计划产生重要影响，税收和利率的变动也会影响个人保健支出。（2）有益品。有益品是指对公民有益而不考虑其个人偏好的物品，强调对诸如义务教育、医疗资源、保险及其他物品的强制消费。个人并不总是了解物品最佳利益的所在，政府对公共卫生和基本医疗领域的干预，反映了有益品的思想。（3）规模效益递增。规模效益递增是指所有投入品的数量都以相同的百分比增加，并导致产量增加的百分数大于该比例。由于平均成本总是高于边际成本，导致厂商长期亏损，最终无利可图的企业会选择从行业中退出。在公共卫生领域，公共卫生的投入和医院的发展具有一定的规模效应和范围效应，就是说，具有较强的正外溢性的公共卫生服务如果在各个地区采取分别投放，同质性的产品制定不同的方案，对于整个国家来说是一种资源浪费和精力耗损。一个医院可以提供内科、外科等许多科室，不能把它都打散做成一个个小诊所，那样就没有规模效应了。因此，可以采用政府补贴或公共生产进行适当的干预。

总之，基本医疗卫生服务领域是一个不完全竞争市场。首先，公共卫生领域存在着消费的非竞争性和受益的非排他性，以及较强的正外部性，市场化私人供给无法实现成本收益的均衡而导致公共卫生供给不足；其次，医疗卫生领域，医疗服务供方与需方之间存在严重的信息不对称问题，政府为此设置了一系列的准入障碍，包括许可证、药物准入等，导致医疗卫生市场供方数量有限，形成一定程度的垄断力量；然后，完全竞争市场的运作是基于确定性的条件下，但是，医疗领域存在着大量的不确定性；最后，考虑到人口贫困和社会公平，穷人无力购买医疗保健来满足自己的医疗需求。基于以上种种原因，对于医疗卫生领域，政府有必要采用一定的政策和工具进行干预、影响医疗资源的配置，以实现基本医疗服务均等化。

（二）基本医疗卫生服务市场的政府干预方式

以上讨论了政府基于什么理由进行干预，接下来笔者将讨论政府如何进行有效的干预以实现效率和公平的最大化。根据基本医疗卫生服务的属性，对于不同的物品提供不同的供给方式。1993年世界银行发展报告通过对政府干预的成本收益进行分析，证明了在初级医疗卫生保健上，政府干预有较好的成本收益，大部分是预防性质，同时少量基本医疗（临床诊疗）对于减轻国家疾病负担也有一定的意义。

在改进医疗卫生保健的效率上，为了确保公共卫生和基本医疗卫生服务资源配置的有效性，笔者认为政府干预的目标应致力于对贫困人口和地区的资助，减少随意性、盲目性和福利性的医疗开支，从而资金集中用于穷人成本收益较好的服务项目上。这里提供三种形式：政府主导供给和配置、市场主导供给和配置、政府市场混合供给。

1. 政府供给和配置

政府在干预中应改变对专业性的三级医院的资助，应该更多地倾向社区、偏远贫困地区的初级保健的人员和设备建设投资，减少对专家培训的补贴，增加对基层医疗人员的培训。如果医疗卫生体系中基层机构可及性能够满足民众的需求，那么权力下放可以提高资金的使用效率。

（1）行政管制

政府通过颁布大量的法律法规来干预自由的市场，以弥补市场失灵。在医疗卫生领域，病人拥有的信息通常是不完全的，包括医疗供方的资质、医疗设备的质量、医药产品的质量等，因此必须由政府介入对其质量进行管制，才能通过政府的第三方监管、质检以保障提供服务的水平。

（2）财政补贴

财政方面主要是通过对特别公共卫生和医疗服务进行补贴，或者对个人可支配收入施加影响。财政的转移支付实际是对收入和资源的再分配，通过影响个人和企业的预算约束来影响医疗经济活动。不同国家针对个人和医疗机构补贴采取了相应的政策。针对个人的补贴，如英国的全民免费医疗和美国的 Medicare 和 Medicaid；针对医疗机构的补贴，如对公立医院的转移支付或者医院医生的薪资纳入到国家财政。

（3）公共生产

管制和财政都是对医疗卫生领域的间接干预，未触及基本医疗卫生服务的市场机制。政府也可以作为医疗服务的直接供给方，即政府投资以改善基本医疗卫生服务可及性。在地理位置偏远或贫穷的地区，政府出资包办建立卫生保健中心提供产品和服务，由政府进行资本投入和劳动力雇佣以满足初级保健服务，例如英国的卫生保健体系的构建，在 20 世纪 90 年代，英国的医院直接雇佣医药人员、护士、药剂师等技术人员，通过税收来进行融资，患者进行消费时基本上是免费或者低价。

2. 政府市场混合"私有化"提供

该种模式是在传统的福利国家的基础上，改善政府垄断供给的低效、低质，通过公共筹资、私人提供，实现对资金的分散和竞争性的配置，只有引入竞争机制，使得患者在可供选择的公共医疗或者私人医疗卫生服务中自由选择其偏好的医疗服务机构，从而使得服务供给者产生压力，提高效率和服务质量。私人市场供给可以克服公立医院排长队的情况，提供更高质量的服务。私人部门可以作为政府公共部门的委托人，政府对穷人提供基本医疗服务的机构进行补贴。

在具体实践中，市场需要政府提供制度或者资金的优惠，以保证医疗服务价格的公正合理，使得大部分居民都有机会获得基本的医疗服务。因此，政府市场混合"私有化"提供关键在于如何实现市场与政府的融合，分配政府和市场的职责，在医疗卫生服务提供中寻求市场与政府、公共部门和私营部门适宜的结合方式，满足各个人群的需求，使得中低收入人群获得基本医疗服务，高收入人群获得高质量的服务。

科斯（Coase）在制度经济学中指出，政府的职责是提供制度，并监督制度的执行，由政府完全代替私人生产公共物品也会产生政府失灵。政府对于卫生领域的干预主要是针对医疗卫生服务产品外部性和其公共产品性质所引起的市场失灵，其余大部分由市场主体依靠自律和他律自主运行。政府干预卫生的目标是提高医疗卫生领域的公平和效率，提高医疗服务的可及性，让广大患者都能享有基本医疗服务。其职责主要包括资金筹集和对卫生服务体系的调控管理。具体职责和作用包括：

（1）出资和筹资

在医疗领域，医疗卫生服务主要从四个方面进行筹资：患者自费、购买私人医疗保险、政府财政支持以及强制性医疗保险。对于中低收入国家，政府财政收入中应用于医疗卫生的开支很少。随着医疗成本、医学科技水平的增加，人们收入中用于医疗卫生的比重随之增加，政府财政用于医疗卫生的开支比重也会增加。《1993年世界银行发展报告》中提出，政府用于医疗服务的资金筹集和提供方向的建议。对于基本医疗卫生服务，政府应随着财政收入的增加，合理增加在此方面的投资和开支；完善强制性医疗保险体系，鼓励私人医疗保险市场的健康发展，通过大数法则分散患者疾病所带来的财务风险；有选择地增加对偏远地区、非政府组织的私人医疗机构提供基本服务的财政补助，减少对三级医院、非基本医疗服务供给方的补助，鼓励政府、非政府机构和私人医疗机构的公平竞争，消费者通过对价格、服务数量和质量的综合评判，选择最有吸引力的供给方。美国"管制下的竞争"① 就是新公共管理运动中卫生体制改革的典范。

（2）规范卫生服务市场

政府作为委托人，与为贫困地区、贫困人口提供基本医疗服务的私人机构达成契约，规范机构运行的规章秩序，保障服务质量。规范制度包括以下几个方面：通过国家资格考核，为合格的医疗机构人员发放行医资格证，为卫生医学院校发放许可证；对私人医疗机构的设备、人员进行定期考察，检查设备的安全性、人员的行医情况；制定药物管理制度等保证医疗卫生服务的质量达标。在医疗保险付费机制下，为了防止医疗服务供方和需方的道德风险，政府可以通过医疗服务供方事先明确一揽子服务的价格，通过预付费机制来控制医疗服务过度供给的乱象。

## 二、基本医疗卫生服务提供中的中央和地方政府责任划分

（一）政府事权划分界定与现状

一般而言，政府的职能可分为四个方面：资源配置、收入分配、社会稳定和经济增长。除了资源配置是属于地方的职能，其余三项则是属于中央政府的职能。又如马斯格雷夫（Musgrave，1959）认为公共部门预算有三大目标：（1）资源配置的调节；（2）收入和福利分配的调节；（3）确保经济稳定。奥茨（Oates，1972）亦认为公共部门功能的发挥能保证资源高效地利用，建立一套公平的再分配收入制度，以及维持经济平稳发展，这里的维持经济是指高就业率和稳定合理的物价。奥茨认为应该由中央和地方进行功能划分才更有效率，把各种功能划分为中央或地方政府的职责分别简述。

他认为维护社会稳定的功能属于中央政府。中央政府可以控制货币的供应规模，相较于其他层级的政府，中央可以增加和削减货币数量，借此达到财政扩张或紧缩。反观，如果让地方政府也拥有跟中央一样的能力，由于地方利益

---

① 管制下的竞争：是指通过奖励在医疗卫生成本控费、质量、数量及病人满意度方面出色的服务供给，促进供方之间的竞争以提高效率而设计的卫生服务改革策略。将一个地区的医疗保健采购者组织在医疗保险采购合作社，把基本医疗卫生收益项目纳入医保体系，对无法从医保体系中获益的消费基本医疗卫生服务的患者给予一定的政府定向补助。

可能会造成通货膨胀。因为当地方政府可以使用印刷技术印制货币，用这些货币购买东西或服务时，这些消费支出将会由大量的印制货币满足而不是由该地的税收来支付因而产生通货膨胀。鉴于此，只能由中央拥有控制货币的政策。

关于收入分配的功能，这里的分配是指公平的分配所得，分配个人或家庭的税收，依照所得的相对水平，将收入较高者的所得转移给收入较低者或者给予补助。地方政府不合适做这种工作，假设某地区采用这样的制度将会驱使收入较高者迁移和收入较低者涌进，使该地的平均所得下降，达到较低的均衡，所以地方政府执行分配的政策成效不如由中央来执行的好。

最后是资源配置的功能，指的是财力或者服务的有效提供。奥茨认为纯公共物品由中央政府提供效率更高。因为当某一地方政府提供公共物品或服务，会产生受益外溢，使周边区域获得收益，但是成本全部由一地方政府来付出，根据成本收益分析，该地将不会有意愿再提供，除非能让全部人共同分担这项服务的成本，这项服务才有可能成功。所以纯公共物品的提供应该由中央政府去执行才能较好的符合公平与效率的原则。

但是，在提供公共物品这方面，中央政府最大的缺点就是信息不对称，难以获知各地区的偏好。如果由中央提供公共物品，那将会造成全部地方所获得的物品或服务都相同，无法考察到个别需求的差异，这样是无效的。地方政府在供应公共物品上可能存在差异，这种差异反映出不同选举地区的要求。如果所有人都被迫接受同等水平的公共物品，当个人需求程度不同时，可能会造成资源配置低效的后果。从另一个角度来看，地方提供公共物品会造成人口自由流动的现象，也就是蒂布特（Tiebout）所主张的"以足投票"的原则，该地所提供的财政组合最能够符合其自身偏好。地方政府提供不同的地方公共品以及消费者"用脚投票"进行选择，这种类似市场机制的运作使资源的利用更有效率，其原因是竞争压力的存在，如果某一地方政府采取特别有效率的方法提供服务，周边地区的政府也会提高服务质量，以避免被当地居民的批评，民众压力使得他们必要采用更有效率和创新的方法。最后，由地方提供公共品可以形成"使用者付费"和避免使用者道德风险的发生。如果公共服务全由中央所提供，地方所承担的成本是微不足道的，地区的居民没有节约意识，可能会产生过度享用地方公共服务的动机。相反的，如果是由地方来提供，那地方居民将会考虑地方支出和收入的关系，如果要求过多的服务，那随之而来的可能就是增税。这也代表着各地区间将会产生不一样的税制。

总的来说，以奥茨的观点来看，中央政府的职责在稳定经济和所得收入分配方面，而在资源配置上，如果是所有居民对于公共品或者服务的需求都一致的话，由中央政府来提供则更有效率，如国防。反之，如果各地区对于公共品和服务的需求程度不同，由地方政府提供才能更好地发挥效率，如地方的社会福利、民生保障。

政府事权划分是财政支出以及转移支付的依据，由一定理论基础得出的政府事权划分是政府职能的直接体现，是政府的责任。

1. 政府事权的界定

政府的事权主要是指各级政府在公共事务中所承担的职责和公共支出责任。根据行政地域和职责不同，政府可以划分为不同层级。在事权界定时，可以依据以下原则：(1) 阶梯性，中央在事权划分时应该考虑公共服务存在一定的外溢性，同时地方政府在确定地方需求时，也要考虑到受益人群的偏好，能够覆盖全国的公共服务由中央政府提供，属于地方政府（省、市、县、乡）的公共服务应该明确各级政府的责任；(2) 公平性，政府所提供的公共服务对于服务覆盖范围内的所有人群都应该平等。通过事权的划分，使得各级政府各尽其职，最大限度地提高资源配置和社会福利的最大化。

2. 我国政府事权的划分与现状

由于各级政府所服务和管辖的居民的偏好、供给效率的不同，在进行事权划分时，政府都会考虑其自身区域的成本和收益。在事权划分时首先考虑属地化原则，即供给成本和收益相同时，由属地政府供给当地的公共服务；其次要考虑信息原则。为了避免信息不对称现象，由获取地方居民信息充足一方负责该区域居民的服务，从而实现"中央统一领导，地方分级管理"的原则。

基于以上有关政府事权的界定与划分，我国形成中央负责政策出台管理全国公共事务，地方政府（省、市、县、乡）负责各自区域事务。具体各级政府的事权如表 1-3 所示。

在我国，事权主要是由属地化管理的地方政府负责。医疗卫生事业方面，由中央负责医疗卫生事业的总体规划、理念、总方针的指导，由省级政府负责省内的医疗卫生事业，市级政府负责本市的医疗卫生事业，县级政府负责该县的医疗卫生和计划生育，乡镇负责乡的计划生育和农村医疗卫生。如表 1-3 所示，医疗卫生、教育在我国主要是属地化管理，省级政府和地方政府主要负责具体两项事务的管理。

表 1-3                          我国政府间职责划分状况

| 层级 | 分类 | 主要职责 |
|------|------|----------|
| 全国 | 中央 | 国家安全与外交、国家重点建设、宏观调控、部署高等教育、重点国有企业、央企社会保障、中央所办文化环保类事业 |
| 省级 | 省 | 本级财政运转、所属企业投资、省内重点基础设施建设、省内高等教育和医疗卫生事业、社会福利和保障等 |
| | 直辖市 | 本级财政运转、所属企业投资、城市重点基础设施建设、市级教育和医疗卫生事业、社会福利和保障等 |
| 市级 | 辖县地级市 | 本级财政运转、所属企业投资、城市重点基础设施建设、市级教育和医疗卫生事业、失业养老和救济等 |
| | 不辖县地级市 | 本级财政运转、所属企业投资、城市重点基础设施建设、市级教育和医疗卫生事业、失业养老和救济等 |
| | 地区 | 本级财政运转、所属企业投资、地区重点基础设施建设、教育和医疗卫生事业 |
| 县级 | 县级市 | 本级财政运转、教育、卫生医疗、城市建设和区内建设、计划生育、失业、养老保险和救济等 |
| | 县 | 本级财政运转、教育、卫生医疗、城市建设和区内建设、计划生育、失业、养老保险和救济等 |
| 乡镇 | 乡 | 本级财政运转、农村教育、计划生育、农村医疗卫生 |

资料来源：安秀梅. 中央与地方政府间的责任划分与支出分配研究 [M]. 北京：中国财政经济出版社，2007。

（二）政府财权划分界定与现状

在政府事权明确的基础上，政府职能的运行必然以财权的支持作为基础才能更好地实施，因此要求只有事权和财权相互匹配，事权才能更有效率地履行。

1. 政府财权的界定

财权是指依据法律规定，各级政府为了实现其公共服务的职能，负责本级政府的筹集和支配收入的权力，主要包括税权、收费权及发债权。财力是指各级政府在一定时期内拥有的货币形式的财政资源，源于本级政府税收、上级政府转移支付、制度之外收入及政府债务等。上级政府所拥有的财权通常大于其最终支配的财力。由于一部分财力要转移给下级政府使用，加之下级政府通过收费存在制度外收入，所以下级政府的财力往往大于其财权。从收入和支出角度来看，政府财权分为财政收入和财政支出两方面。政府财政收入的权利代表了政府获得财政收入的自主权，财政支出职责不仅与财政收入相联系，更多是与该级政府的事权挂钩。

2. 我国政府财权划分的依据与现状

我国在明确事权划分的基础上，有必要根据相应的事权赋予政府合理的财权以履行事权。在财权的划分时，应该遵循以下原则：首先，与事权相匹配。不同级政府会根据公共事务、职责的外溢性赋予不同的事权责任，作为支付成本，财权应与其支出责任相对匹配。其次，收入与支出相匹配。政府在对相应的责任进行给付时，应考虑其所拥有的财政收入，不能使其入不敷出，过多依靠借债或者上级政府的转移支付而陷入被动状态。最后，中央或者上级政府对于外溢性的服务给予适当的转移支付。在公共服务的供给和享用中，存在不同程度的正外溢性，只有本级政府提供公共产品的边际成本等于边际收益时，政府才会选择供给，否则出现成本和收益分离，由此导致对公共服务的供给不足，周边地区会有"搭便车"现象，因此应该根据受益范围和溢出效应在不同级政府间建立合理的财政转移支付机制，对财政支出进行合理分配。

根据各级政府的职能、信息获取的差异，中央政府承担更多宏观的财政配置职责，诸如平衡各地区财力的差异、弥补基层政府财力执行时的不足，地方政府主要负责公共服务的具体支出和配置。我国财政划分的框架主要源于1994年分税制改革，在《关于实施分税制财政管理体制的决定》中，对我国中央与地方事权和支出进行划分，中央财政主要承担由中央直接管理的宏观调控型发展支出，地方财政主要承担本地区社会经济发展所需的支出。具体划分内容如表1-4所示。

表1-4　　　　　　　各级政府间财政支出责任的具体划分

| 中央政府支出 | 地方政府支出 |
|---|---|
| 1. 国防费和武警经费 | |
| 2. 外交和援外支出 | 1. 地方行政管理费 |
| 3. 中央级行政管理费 | 2. 公检法支出，部分武警经费，民兵事业费 |
| 4. 中央统管的基本建设投资的重点投资支出 | 3. 地方统筹的基本建设投资，地方企业的技术改造和新产品试制经费 |
| 5. 由中央财政安排的支农支出 | |
| 6. 由中央负担的国内外债务的还本付息支出 | 4. 支农支出，城市维护和建设经费 |
| 7. 中央本级负担的公检法支出和文化、教育、卫生、科学等各项事业费支出 | 5. 地方文化、教育、卫生等各项事业费 |
| 8. 公共服务方面的转移支付 | 6. 价格补贴支出 |
| 9. 国家各项公共服务支出 | 7. 其他支出 |

资料来源：国务院《关于实行分税制财政管理体制的决定》相关规定的整理。

国防、外交、国债等方面主要由中央政府负责，而对于具体地区的公共服务、基础设施建设等责任主要下移给地方政府。

虽然在事权方面中央和地方双方在共同承担的教育、卫生等领域有文件性的划分和规定，但是具体事项的支出责任，尤其是地方政府之间的多数未能明确而少数明确支出责任的事项，事权划分不清，导致对己无益的事项政府"缺位"，对己有益的事项政府"越位"，对于上下级政府共同负责的事项，上级政府会委任给下级政府，而地方政府在较沉重的财政支付压力下，理性的政府不会选择投资收益回报周期长的公共服务类项目，而是选择有利于经济增长的基础设施建设、税收优惠引入外资等项目。

（三）医疗领域的事权划分理论

1. 医疗领域分权的理论分析

医疗服务的最优分权程度是迄今为止的一个中心政策问题。医疗领域财政分权是通过明确的税收和路径的性质做出适当决策的过程。Litvack（1998）认为权力下放使得地方核心地区结合自身的要求决定有关医疗事物的财务支持，将带来良好的健康结果。卫生部门的分权政策在大多数发达国家和发展中国家越来越受欢迎，它被认为能够提高国家卫生系统的标准和有效性，以及通过分权来实现社区未满足的医疗需求，促进赋权和公平。Bossert（1996）和 Peckham（2005）指出分权政策的概念是在发展一种新的卫生保健模式，这种模式对地方当局或地方政府的分配有一定程度的自主"空间"，通过评估、分析、计划和提供适当的卫生保健服务，使人民成为政策的中心。

卫生领域分权的倡导者指出分权所带来的效益是显而易见的。自 20 世纪 90 年代以来，卫生服务管理已经从事后昂贵的治疗模式转变为具有发展性的预防模式。在这种模式下，社区或用户积极参与规划和管理，通过中央和地方政府之间权力的重组来分享利益。Mills（1990）强调了卫生保健分权的关键，基于地理和行政因素，组织建立更加合理和统一的卫生服务，以便解决当地人民医疗卫生的偏好：（1）地方分权支持能够提供更适合本地居民的非普遍单一化的医疗保健服务需求；（2）能够更好地执行医疗保健项目，即通过日常的监管和评估，使医疗保健在本地相关机构的问责机制下更容易实行，这对执行医疗保健项目来说是必需的；（3）减少城市和农村地区，以及发达和偏远地区的不平等差异，更多地使财政支持当地的农村，满足农村居民的需求，尤其是在落后国家，农村地区的医疗卫生条件远远不及城市地区；（4）以更低的成本来更好地满足目标群体的需求，本地的医疗服务供给者能更好地了解本地居民的需求，从而向那些低收入的群体更好地分配资源；（5）从长远来看，会导致更高的公民参与度和稳定性。

经济理论针对各级政府治理中如何分配支出责任只能提供有限的指导。原则上中央政府负责全国性的公共产品，下一级的政府提供当地公共产品。公共产品和服务若存在大量的溢出效应则会被认为是分权政府供给不足，引发周边政府搭便车行为，这将可能导致一个低水平的供给。然而，实际上，由公共部门提供的公共产品无法进行精确的分类，产权和界限也难以界定。医疗产品是一个混合物品。除了私人产品的性质，医疗服务诸如疾病控制与环境污染规制会对社会产生正外部性（Ahmad & Craig，1997）。此外，公共卫生领域的干预使得年轻人在未来的生活中受益（Levaggi & Smith，2005）。

但是，卫生保健外部性的存在并非意味着由上级政府集中供给就是最好的选择，因为分权体制下，相对于中央政府确定的医疗保健服务水平，地方政府提供则存在福利收益（Oates，2005）。此外，中央对地方政府的补贴会鼓励有效的医疗服务水平，使得提供医疗保健的边际社会效益等于边际成本。基于财政联邦主义的观点，相对于中央政府决策者，地方决策者对当地居民的健康需要和影响医疗生产的环境有更多的了解。根据 Oates（1972）提出的分权理论，如果这些卫生投入能够增加健康的质量、满足居民特定的偏好，卫生服务领域分权潜在的效率收益会导致人口健康状况的改善。

虽然在卫生服务的分权效应方面有很多可预见性的成果，但是权威、责任和资源的重新分配一直处在争议之中（Costa‐Font，2012）。一些研究认为，分权可能导致资源分配不公或者带来与人力资源能力不足相关的挑战（Kolehmainen‐Aitken，1999；Lubben，2002）。DeMello（2004）认为由于规模不经济的原因，在医疗保健领域的分权比其他部门要更复杂一些。他认为这种规模不经济使得地方政府倾向于减少高成本治疗和防疫的供给。同时，外溢效应会减少地方政府提供预防性医疗保健，尤其是在免疫和流行病的控制上。还有一些学者（Standing，1997；Kaufman and Jing，2002）阐述了卫生部门改革、私有化以及健康结果之间的负面相关。对亚洲医疗方面分权的一个文献回顾指出，卫生系统的分权对健康有负面影响（Collins 等，2003）。世界卫生组织（2007）补充，虽然分权可能给予地方政府更多的权力和空间，但这一进程可能会造成某些精英的权力垄断，这往往是政治和行政结构集权化的结果（Hadenius，2003）。

Costa – Font（2012）讨论了关于分权对卫生服务效应的几个设想，即区域不平等、私有化、无效率和低生产力。Gravelle 和 Khaleghian（2004）认为，分权会导致医疗设备配置的不公和地方差异，医疗服务存在一定的正外部性，分权会导致相邻地区存在"搭便车"的动机而减少医疗服务的投入，其结果可能是一个次优的疾病保护。除非中央政府通过协调从富裕到贫困地区制定适当的转移机制，否则权力下放，地方政府在财政压力下，会提高患者医疗费用来筹资或减少普及的医疗覆盖面，可能会导致健康的不平等加剧。

还有一些经济论点支持医疗服务方面的中央集权。Gravelle（2003）表示就经济规模而言，中央政府的干预被认为是防止地方低效资源配置即对选民负责的当地政府配置资源的必要手段。另一种支持中央集权医疗干预的观点认为，中央政府有更多的话语权，单一的医疗保健投入购买者能够更有效地定价。国家与服务供应商的谈判能够提供更有利的合同，相比之下，当地政府买家可能不得不接受垄断供应商设定的价格。有关提供健康服务的另一个关注点是地方当局在提高自身收入的压力下，可能不得不依靠用户的费用来资助他们的服务，从而提高医疗服务的收费。在这种情况下，又需要中央干预，以确保地方政府能够为他们选区的居民提供类似的医疗保健服务。最后，除非中央政府制定出有效的转移机制，使得资源从富裕到贫困地区，否则权力下放可能会导致医疗保健的不平等加剧。

2. 医疗领域分权的实证分析

有关医疗领域的财政分权，除了上述专家学者的理论分析，近 20 多年来，很多发展中国家开始致力于医疗保健制度分权的实证研究。

在研究医疗保健领域的财政分权方面，Robalino、Picazo 和 Voetberg（2001）通过一个跨国数据来研究医疗保健与财政分权的关系。他们关注了财政分权对婴儿死亡率的影响，这一指标是测量医疗保健的政策效应的一种常用的结果产出指标。利用 1970 年到 1995 年包含发达国家和发展中国家的面板数据研究发现，分权的地方政府在医疗保健支出上比例更高，婴儿死亡率更低。并且只有当地方政府有更高的行政能力时，财政分权才可能改善健康结果。这就显示出需要联合考虑财权和事权的分权影响。

以上的跨国研究在很大程度上忽视了财政分权和健康结果的关系。另一个针对特定国家的研究阐述了这种关系。Schwartz、Guilkey 和 Racelis（2002）分析了菲律宾在 1994 年分权前后，1600 个地方政府单向审计支出的报告。该研究将这些数据和第二次人口普查数据合并来检验地方政府卫生支出在分权前后对医疗卫生供给所产生的影响。研究结果显示，在改革后的 1995 年到 1998 年间，人均医疗保健支出出现上涨。结果表明，人均医疗保健支出的增加显示了更多的省级层面支出，可能是因为医院更多有成本的责任下放到了省级政府。在分权之后，地方政府拥有更多的无条件转移支付的权力，使得医疗保健支出资源投入得到了增加。这与后来 Arze（2003）的研究结论是一致的，他认为更多的财政分权会导致医疗保健和教育支出经费的增加。

在研究医疗保健领域的政治分权方面，政治分权被公认为可以带来医疗体系的责任，以及改善医疗服务的供给（World Development Report，2004）。这种现象的发生给公民提供一个可以参与到本地决策制定过程的机会，使得决策制定者能够为其行动负责。Khemani（2006）和 McGreevey（2000）认为在医疗保健供给的分权背景下，政治分权对保障责任和效率的改善很有作用。他认为实现分权带来好处不仅需要将资金和行政功能下放到更低层级的政府，还需要发起选举的责任。Betancourt 和 Gleason（1999）发现在印度，农村地区护士数量的增加与当地高投票参与率存在相关性。Khaleghian（2003）利用 140 个中低收入国家从 1980 年到 1997 年的面板数据，分析了政治分权对疫苗接种率的影响。他发现在中低收入群体中，分权程度的增加与更高的接种率存在相关性。

在研究医疗保健领域的行政分权方面，分权的最常见形式就是对分散权力和委托授权的一种结合（Silverman，1992；Bronfman，1998），将行政权力从中央到地方的转移需要考虑一系列的因素。例如，地方政府需要与业务主管部门就大量的项目和功能合作，使得任务执行变得很复杂。在哥伦比亚，Bossert 等（2000）检验了扩大的"决策空间"，发现行政分权增加了对医疗服务的利用以及人均医疗保健支出。尽管还没有证据显示政策对医院自主性的作用，包括医院产出和绩效的作用，在某些国家，医疗服务的分权确实到达了医院领域（Sengooba，2002）。Gonzales Prieto（2003）研究了阿根廷分权及对医院授权带来医院绩效的责任机制的作用。研究结果显示更高的医院自治权带来了更多的医疗保健的责任。然而，这一研究并没有发现分权与医院自治带来的绩效存在正相关关系。为了评价自治对医院绩效和医疗服务质量改善的作用，Sengooba 等（2002）检验了乌干达 3 个区域的公立医院和私人非营利医院，他发现相较于私人非营利医院，公立医院的绩效和药品可得性更差一些。

Jack（2002）对菲律宾的研究发现，如果在增加行政权力的同时，没有合理的资金，分权可能会恶化服务供给的质量。这些研究结果显示行政分权（或者其他方面的分权）本身可能并不能产生很多的好处。这些结论也支持了任何一种分权都不能独立来分析。遵循同样的推理，Mobarak 等（2006）利用巴西的数据，发现行政分权可能会产生很好的结果，前提是存在好的政府治理。

基于国外医疗分权对健康影响的文献，笔者对大量的实证分析作了梳理，具体内容如表 1-5 所示。

表 1-5　　　　　国内外关于财政分权与健康关系的实证分析

| 作者 | 研究地区 | 模型描述 | 主要结论 |
|---|---|---|---|
| Asfaw et al.（2007） | 印度农村 | 面板数据规范地方分权是以财政分权指标通过因子分析法对三个变量：地方支出占总的国民支出，人均总支出，当地财政收入占当地财政支出。其他的有关婴儿死亡率的因素：女性识字率、人均收入与政治分权指数的多因素分析（总选民的投票率，在民意调查中妇女的参与度，并在每个州的选民投票站的数量） | 财政分权有助于降低婴儿死亡率，政治分权是影响其有效性的潜在因素 |
| Cantarero & Pascual（2008） | 西班牙 | 固定效应模型和随机效应模型的面板数据，婴儿死亡率和预期寿命为自变量，财政分权的关键指标：各级政府卫生支出与卫生总费用的比率。其他控制变量：人均收入、每千人医疗床位数、每千人医生 | 西班牙财政分权度与婴儿死亡率负相关 |
| Ebel & Yilmaz（2001） | 6 个发展中国家 | GLS 固定效应的干预分析，从免疫率分权评定结果 | 地级政府的干预有助于儿童免疫的增加 |
| Habibi et al.（2003） | 阿根廷 | 以婴儿死亡率为变量的固定效应规范和两个关键分权指标：当地收入提高百分比，控制收入的百分比。其他自变量：省 GDP，省级财政支出，每千人公务人员数量 | 财政分权和婴儿死亡率负的显著相关研究表明财政分权改革的研究中，地区不公平在大量减少 |
| Jiménez - Rubio（2010） | 加拿大 | 固定效应模型探索影响健康支出分权的方法与婴儿死亡率的关系。影响婴儿死亡率的因素：联邦政府的健康支出和受教育水平 | 加拿大的财政分权对改善居民健康有积极影响 |

续表

| 作者 | 研究地区 | 模型描述 | 主要结论 |
|------|----------|----------|----------|
| Khaleghian (2004) | 中等收入国家 | 面板数据考察财政分权和免疫覆盖率的联系。2个财政分权的指标：（1）二分类变量定义为征税，支出，或地方政府监管当局；（2）地方政府支出占总支出，健康支出占总支出。OLS多元回归模型，标准误。控制变量：各省GDP，识字率、种族、民主评分 | 分权有助于改善低收入国家的疫苗覆盖率 |
| Robalino et al. (2001) | 高低收入国家 | 一系列指标：各省GDP，腐败，民族语言冲突 | 分权有助于降低婴儿死亡率，分权的边际收益在低收入水平更明显 |
| Uchimura & Jütting (2009) | 中国 | 固定效应回归全国县级财政数据作为分权的代理变量：测量垂直平衡，地方总支出占全省支出。其他解释变量包括：省人均国内生产总值、省城乡人口比、省生育率、文盲率 | 分权和婴儿死亡率成反比。地区之间接受转移支付的同时鼓励其自由财政的自主权 |

资料来源：作者整理相关文献所得。

## 第三节  财政分权与基本医疗卫生服务的非均等化

### 一、官员晋升考核机制与基本医疗卫生服务的非均等化

中国式财政分权的一个重要特征是官员的晋升机制。在我国现行的官员管理体制下，地方官员主要是由上级政府任命而非辖区的居民直接选举产生。因此，上级政府对地方政府的晋升考核机制将对地方政府行为产生重要的影响。周黎安（2004，2007）的分析表明，在地方官员的晋升锦标赛和 GDP 导向的考核机制下，地方官员的晋升与当地经济发展状况紧密联系。当地方政府拥有较大的事权和自由裁量权的激励时，区域经济的发展方向、资源配置更多地体现了官员的偏好而非民众的真实需求，从而出现了委托—代理框架下的多任务目标激励扭曲。在晋升锦标赛模式下，地方官员只关注那些能够被考核的指标，

而对那些不在考核范围或不易测度的指标不予重视。因此，大部分地方官员把资金和资源投入到基础设施建设、大型企业扶持等能够刺激经济增长的项目上，而对于教育、医疗等投资回报率周期长、拉动经济增长不明显的项目则投资不足。

为了分析官员晋升考核机制如何导致基本医疗卫生服务的非均等化，本部分采用如下模型进行分析：

假设 $i$ 地区官员仅关注本地区的经济发展水平（$x_i$）和基本医疗卫生服务提供水平（$h_i$）。中央政府对地方政府官员的考核包括经济发展和基本医疗卫生服务，其考核权重分别为 $m_1$ 和 $m_2$，这里 $m_1 + m_2 = 1$。$i$ 地区官员的效用函数可以用式 1-1 来表示：

$$U_i = m_1 \ln x_i + m_2 \ln h_i \tag{1-1}$$

假定中央政府对 $i$ 地区无财政转移支付，为预算硬约束，其约束条件为：$x_i + h_i = T_i$，对式（1-1）求效用最大化解，可以得到：

$$\frac{h_i}{x_i} = \frac{m_2}{m_1}$$

如果中央政府对地方官员的考核偏重于经济发展，则 $m_1 > m_2$。那么，$\frac{h_i}{x_i} = \frac{m_2}{m_1} < 1$，$h_i < x_i$，即地方政府在基本医疗卫生服务上的投入将低于在经济发展的投入。

对于不同类型的地方政府来说，这种考核机制很容易导致基本医疗卫生服务的非均等化。首先，富裕地区和城市地区的地方政府的财力相对充足，在考核权重相同的情况下，富裕地区和城市地区的基本医疗卫生服务投入水平相对较高。而贫困地区和农村地区的地方政府的财力相对较弱，基本医疗卫生服务的投入相对较低；其次，由于经济建设和基本医疗卫生服务的投入具有互补性，经济越发达的地区越需要基本医疗卫生服务的配套设施建设，这会激励经济发达地区的地方政府加大对基本医疗卫生服务的投入，从而导致基本医疗卫生服务供给水平的区域差异和城乡差异。

## 二、区域间外部性与基本医疗卫生服务的非均等化

基本医疗卫生服务在区域间具有较强的正外部性，主要体现在：（1）基本

医疗卫生服务（尤其是传染病防治）如果由地方政府提供，不仅会降低本地居民的患病概率，也会降低其他地区居民患病的概率，其他地区会因此受益但是却不用负担成本，这会降低地方政府提供基本医疗卫生服务的激励；（2）在目前我国劳动力跨区域流动日益频繁的背景下，大量经济欠发达地区的居民流向经济发达地区去寻求工作。在目前我国医保仍未实现跨区域转移接续的情况下，劳动力流动地（经济欠发达地区）居民的健康投资收益将不能为本地政府所单独享有，产生较强的外部性，从而会导致劳动力流出地区的地方政府对基本医疗卫生服务的投入不足。同样，由于劳动力很少流向经济欠发达地区，经济发达地区居民的健康投资收益基本为本地所享有，外部性程度较弱，对基本医疗卫生服务的投入较强，从而导致经济发达地区与经济欠发达地区在基本医疗卫生服务上的非均等化。

本部分借鉴 Besley 和 Coate（2003）的分析框架，分析在财政分权体制下，区域间正外部性是如何造成基本医疗卫生服务非均等化的。

假设某一国家由两个地区 $i \in \{1, 2\}$ 组成，$i$ 地区对居民提供 $g_i$ 的基本医疗卫生服务，$i$ 地区居民对基本医疗卫生服务的偏好参数为 $\lambda_i$，则 $i$ 地区政府的效用为：

$$\lambda_i \left[ (1 - k) \ln g_i + k \ln g_{-i} \right]_i \tag{1-2}$$

这里，参数 $k \in [0, 1/2]$，反映的是 $i$ 地区基本医疗卫生服务的外部性程度。当 $k = 0$ 时，$i$ 地区的基本医疗卫生服务不存在外部性；当 $k = 1/2$ 时，$i$ 地区的基本医疗卫生服务存在较强的外部性，其他地区的居民能够与 $i$ 地区居民获得相同的收益。

在分权制度下，$i$ 地区的基本医疗卫生服务投入水平由地方政府自行决定，资金来源于本地区居民的税收。如果 $i$ 地区确定本地区的基本医疗卫生服务投入水平为 $g_i$，则本地居民需要支付 $pg_i$ 的税收。如果基本医疗卫生服务由两个地区分别提供，则两个地区所提供的总的（aggregate）基本医疗卫生服务投入水平可以表示为：

$$S(g_1, g_2) = \left[ \lambda_1(1 - k) + \lambda_2 k \right] \ln g_i + \left[ \lambda_2(1 - k) + \lambda_1 k \right] \ln g_2 - p(g_1 + g_2) \tag{1-3}$$

采用拉格朗日函数，对式（1-3）求最大化，可以得到：

$$(g_1, g_2) = \left( \frac{\lambda_1(1 - k) + \lambda_2 k}{p}, \frac{\lambda_2(1 - k) + \lambda_1 k}{p} \right) \tag{1-4}$$

从式（1-4）中可以看出，对于所有的 $k < 1/2$，当 $\lambda_1 > \lambda_2$ 时，地区1的基本医疗卫生服务投入水平将高于地区2。

如果 $i$ 地区政府仅仅考虑本地区居民的利益最大化，其目标函数可以表示为：

$$g_i^d = \text{argmax}_{gi}\{\lambda_i[(1-k)\ln g_i + k\ln g_{-i}^d] - pg_i\}, i \in \{1,2\} \qquad (1-5)$$

那么 $i$ 地区提供的基本医疗卫生服务的最优水平可以表示为：

$$(g_1^d, g_2^d) = \left(\frac{\lambda_1(1-k)}{p}, \frac{\lambda_2(1-k)}{p}\right) \qquad (1-6)$$

对比式（1-4）和式（1-6）可以发现，当基本医疗卫生服务不存在正外部性（$k=0$）时，分权模式不存在效率损失。当存在区域正外部性的情况下，如果 $i$ 地区政府仅考虑本地居民的自身收益而不考虑对其他地区的外部收益，则提供的基本医疗卫生服务数量是不足的。即式（1-6）＜式（1-4）。并且外部性水平越高，$i$ 地区提供基本医疗卫生服务的水平越低。

下面考虑在集权制度下，基本医疗卫生服务的提供水平。与分权制度相比，在集权制度下，基本医疗卫生服务的投入是由代表地方政府的中央政府决定的。假设中央政府提供均一水平的基本医疗卫生服务 $g^c$，则每一地区政府需要支付 $pg$ 的税收。在集权体制下，效用最大化条件如下：

$$g^c = \text{argmax}\{[\lambda_1 + \lambda_2]\ln g - 2pg\} \qquad (1-7)$$

对式（1-7）求最大化，则得到：

$$g^c = \frac{\lambda_1 + \lambda_2}{2p} \qquad (1-8)$$

从式（1-8）可以看出，在集权模式下，基本医疗服务卫生的提供水平与外部性参数 $k$ 无关。当 $\lambda_1 > \lambda_2$ 时，中央政府提供的基本医疗卫生服务水平对地区1来说是不足的。而对地区2是过度的。

从以上分析，我们可以得到如下结论：

（1）在分权体制下，基本医疗卫生服务的提供水平与外部性密切相关。当 $k=0$ 时，即基本医疗卫生服务不存在外部性时，分权体制模式下地方政府提供基本医疗卫生服务不存在效率损失。当存在外部性时（$k\neq 0$），地方政府提供基本医疗卫生服务的水平将随着外部性水平的增加而减少。

（2）如果不同地区是同质的（即外部性的收益对不同地区是一样的），在存在外部性（$k>0$）的情况下，集权比分权能够带来更高的医疗卫生服务水平；

在不存在外部性的情况下（$k=0$），分权和集权模式下的基本医疗卫生服务水平是一样的。

（3）如果不同地区是异质的，在存在外部性（$k>0$）的情况下，存在一个临界值 $k'$，当 $k'<k<1/2$ 时，集权体制比分权体制带来更高的医疗卫生服务提供水平。当 $k=1/2$ 时，即外部性收益对不同地区是一样的，集权模式比分权模式更有利于实现区域基本医疗卫生服务的均等化。

## 三、公民参与不足与基本医疗卫生服务的供给

西方的财政联邦主义认为财权和事权的分配可以提升公共部门的经济效率。如果居民偏好存在异质性，地方官员可以根据当地居民偏好提高分配效率。一方面，地方政府距离当地居民越近，具有一定的信息优势，比中央政府能更好地识别居民的选择和喜好，因地制宜提供公共服务（Basley and Coate，2003）。另一方面，当一系列公共物品是当地的官员提供时，这些官员直接向当地选民提供物品和服务。只要公共服务的收益与地方纳税人的税收有着密切的关系，区域内的公民就越有能力监督地方政府的支出行为和施政能力，可以督促政府有效地利用资源和节约资源。但是由于我国现有的户籍管理体制和城乡二元分割的体制的制约，加之我国官员晋升的机制是由上级政府根据指标考核的结果，因此 Tiebout 的"用脚投票"理论在我国实践中可行性较弱。由于缺乏有效的问责机制和社会治理体系，官员考核体系中忽视当地居民的投票权和话语权，因此地方政府在进行决策和投资时，容易忽视弱势人群的医疗服务需求，县乡政府尤为明显。由于农民的政治参与意识和参与度比较低，从而导致政府主观决策，更多地关注强势人群（城市居民）的医疗服务需求，优先完善城市相关公共服务，把医疗卫生服务投入到城市地区。由于农村地区财政支持的薄弱、资金实际到位的低效，加之农村小聚居的分散性，有效供给不足，导致城乡医疗卫生服务均等化的差距不断扩大。

# 第二章　我国财政分权与基本医疗卫生服务：制度变迁分析

　　我国医疗卫生体制是基于经济体制、财政体制框架下逐步发展和演变的。随着新中国成立，我国经济、政治制度的一系列变革，财政体制的变革和中央对医疗卫生领域的事业规划左右着医疗卫生体制的变迁。本章节通过梳理自新中国成立以来我国财政制度的变化，分析财税体制改革对基本医疗卫生服务供给的影响，从制度变迁的角度分析基本医疗卫生服务非均等化的制度根源。

## 第一节　我国财政分权的形成与特征

### 一、我国财政体制的变革

　　（一）统收统支体制的建立（1949—1978 年）

　　1978 年以前，为了迅速恢复经济，基于建设社会主义新中国的基本国情和发展战略，我国借鉴了苏联的财政体制，采用了"统收统支"的高度集权的财政体制。在这种体制下，中央财政拥有巨大赤字，因此中央政府迫切需要集中统一的财力资源，进而对全国的资源供给与调配做出合理的决策。地方政府的财政收入统一上缴给中央，但是预算支出也基本集中在中央，这个时期地方政府只是中央政府的派出机构，负责完成中央下属的行政命令。财政体制的主要出发点是"集中财力办大事，平衡财政收支"。

　　该时期没有构建完善的税制体系，税制中不存在个人或企业所得税。国家的财政收入主要依靠国家管制下的国有企业的营利，各省的财政收入和财政支出都是由中央政府预算编制决定的，税收征集的责任主要由当地政府承担。由于国有企业拥有给定的固定价格、计划的产出和销售,这给账户的监管带来很大的便利。支出基本也都由中央确定,中央政府统筹安排、确定优先支出事项,根据地方支出需要批准地方预算、确定公务员薪酬、教育以及医疗卫生标准等。地方政府没有独立预算,也缺乏对支出的自由支配权。中央政府与地方政府在支出分配的领域上是有巨大差异的,中央政府负责国防、经济发展、产业政策以及国家机构的行政管理;地方政府负责日常的行政事务和社会公共事项方面。

该时期地方财政收入来源于中央预算,通过转移支付来弥补地方收入之间的差额。这种中央政府宏观调控下的收入共享制度是具有高度的再分配性质的。

总而言之,这种统收统支的制度在我国特定的计划经济时期是简单有效的。财政收入近乎全部收归中央,财政支出由国家统一审核、逐级拨付,保证了国家在有限财力下的统一支配,集中力量办大事。但是,它也有很多缺点。比如,在这种财政制度下,地方政府或企业是缺乏财政激励的,地方政府或企业的积极性和自主性完全得不到任何发挥。随着经济的发展,这显然会遭受质疑。国有企业会面临来自非国有企业的激烈竞争,税务管理也受到来自各种所有权形式的企业的巨大挑战,财政制度处在崩溃的边缘。由此,改革这种财政制度,就成为中国财政体制之后改革的主要内容。

(二)财政包干体制与财政分权的启动与探索阶段(1979—1993年)

1. 财政包干体制

所谓财政包干体制,是处理中央财政和地方财政之间利益关系的一种模式。具体来说,是地方预算收支经由中央核定后,由地方包干负责完成。地方的超收和支出的结余都由地方自行支配,地方拥有剩余索取权,因此地方财政要收支平衡。

1980年,高度集中的财政制度被财政收入共享制取代。大多数省份实行了"划分收支,分级包干"的预算管理体制,由此建立财政包干体制的基础。自此之后,中央政府和地方政府开始"分灶吃饭",这为地方政府提供了增加收入的激励动机。在这个制度下,中央—省份共享原则是由中央政府建立起来的;省—县关系由省份进行控制。在这种改革制度下,有三种基本收入类型:中央固定税收、地方固定税收以及中央地方共享税。在1980—1984年间,大约80%的共享收入划给中央政府,另外20%由地方政府保留。无论是共享税或是固定税,所有的税基和税率都是由中央政府决定的。政府对从属于当地的企业进行征税,大部分收入都是由地方财政机构征收的。

这一制度要求各级政府与其下级政府达成关于某些收支目标的合同共识。地方政府被要求通过自我创造和共享收入为自己的支出提供资金。

2."利改税"改革

"利改税"两步改革是 20 世纪 80 年代财政制度最重要的改革之一。1983 年财政部拟定的《关于国营企业利改税试行办法》由国务院进行了批转，决定从 1983 年 1 月 1 日起对全国范围内的国有企业试行"利改税"改革，后来称之为第一步"利改税"。企业税收利润在国家和企业之间的分配形式有四种，企业的收入水平得到了很大提高。第一步"利改税"改革是相当成功的。它为第二步"利改税"改革打下了坚实的基础。在 1984 年 9 月颁布的《国营企业第二步利改税试行办法》决定自 10 月 1 日起，在全国范围内开始实行第二步"利改税"改革。它涉及的内容较为广泛。不仅将我国的工商税进行了重新的核定划分，还对国家和企业的财政分配关系进行了一定的规范与创新，引入了所得税。

通过这次改革，国营企业不再向国家上缴利润，而是按照税法，由国家向国营企业开征所得税和基于一定利润基数征收的调节税，计划性财政体制由此开始退出历史舞台，经济市场得到了一定程度的活跃。

为了适应 1984 年两步"利改税"改革的需要，1985 年国家开始实行"划分税种，核定收支，分级包干"的预算管理体制。由于 1980—1984 年间的财政体制使富裕地区拥有大量盈余，贫困地区拥有大量赤字，因此国务院在 1985 年根据之前各地区的预算平衡重新设计了收入共享制。经济较弱的省份被允许保留更多的资源，但是经济较强省份需要上缴给中央更多的收入，因此这些省份的收入增长速度相较于全国平均水平实现了一定的放慢效果。税制改革为此后的以分税制为基础的财政体制改革奠定了基础。

（三）分税制改革与经济性分权的实现阶段（1994 年至今）

表 2 - 1 显示了 1950 年至今我国财税体制的历史演进过程。改革开放之后，伴随着经济体制改革，我国财税体制改革也一直处于探索阶段，逐步打破统收统支的制度，财政分权的力度不断增加，而财政包干体制一定程度上削弱了中央政府的财政能力，地方政府拥有更多的财政资源和实际的税收权力，由于法律的缺失和监管体系的混乱，地方政府通过税收优惠招商引资、重复基础设施建设导致资源的浪费和低效使用。同时为了提升各省自身经济水平，地区之间出现了割据和地方恶性竞争，政府对各地资源的流动增加行政干预，扰乱了国家统一大市场的建立，大大削弱了中央对全国经济均衡发展的调控能力。

表 2 -1　　　　　　　1950 年至今我国财税体制历史演进

| 阶段 | 实行年份 | 时期特征 | 财政体制简述 |
|---|---|---|---|
| 统收统支阶段 | 1950 年 | 统收统支 | 地方政府财政收入全部收归中央；由中央集中确定地方财政支出 |
| | 1951—1957 年 | 统一领导，分级管理 | 统一由中央计划，中央、省、县三级预算管理 |
| | 1958 年 | 分权 | 以收定支，地方分级管理；财政收入中央与地方分成比例五年不变 |
| | 1959—1967 年 | 定收定支，总额分成，一年一变 | 中央与省份分成；每年调整，地区之间财政转移支付 |
| | 1968—1976 年 | 集权—分权循环 | 1968 年：高度集中的收支两条线；1969—1970 年：财政模式的修改；1971—1973 年：收入基数固定，财政包干，逐年调整；1974—1975 年：支出包干，计划外盈余分成 |
| | 1977—1978 年 | 分权试验 | 不同收入分成设计试验 |
| | 1978 年 | 十省试验 | 收支挂钩；中央和地方共享计划外收入三年 |
| | 1979 年 | 福建、广东两省试验 | 财政包干五年不变，向中央上解定额收入 |
| 财政包干阶段 | 1980 年 | 收支划分，分级包干 | 财政分灶吃饭，五年分成不变 |
| | 1985 年 | 划分税种，分级包干 | 中央与地方共享，三种不同的分成计划 |
| | 1988 年 | 五种包干方法 | 总额分成，收入递增包干，定额补助，定额上解，上解额递增包干 |
| 分税制阶段 | 1994 年 | 分税制改革 | 分设中央税、地方税和共享税；中央对地方的转移支付；分设地税和国税系统 |
| | 1998 年至今 | 建设公共财政体系 | 税费改革；取消农业税 |

注：作者通过财政部网站整理得出。

　　为了应对严重的财政危机，促进中央财政收入的提高，明确中央和地方财税分配关系，发挥中央政府的宏观调控能力，1994 年，以分税制为特征的财政体制改革在中国开始实行。它被认为是影响最为深远的财政制度。

1994 年，改革的核心是引入了分税制，为了有效地调节中央与地方政府之间的关系，它规定了中央政府和省政府之间收入共享的方式，税收结构被大大简化了。所有的国有企业在经过上一期国企改革之后，开始普遍实施企业所得税制，为了减轻国有企业的负担，最高税率从 55% 下降到 33%。随着收入来源分开的变化，中央政府建立了税务机构。在 1994 年和 1995 年，国家税务局在每个省份都建立了征收中央固定税以及共享税的国税局系统，它是在以前掌管这些税收征收的地方组织基础上建立起来的。同时，建立了地税局系统负责征收地方税，国家税务局有权对其进行监督、任命人事并为其运行提供资金。

在政府支出方面，实行税收返还，维持原有的中央和地方的支出划分格局并建立正式的转移支付制度。税收返还制度提高了税收大省企业发展的积极性，并顾及了地方利益。税收返还以 1993 年各地的税收为基数，依据增值税和消费税，按实施分税制后地方需要上缴中央的数额全额返还地方。它是在 1994 年实施分税制改革时，政府职能转变、中央—地方事权划分和机构改革尚未有实质性进展的背景下的产物。

分税制以法律和制度方式改变了政府间收入分配关系不稳定的局面，让不同层级政府间收入边界与支出边界更加清晰，实现了财权与事权的匹配。分税制的实施标志着我国财政分权打破原有中央与地方的"行政隶属关系"和"条块分割"关系，从行政性、主观性分权向经济性分权的转变。但中国的分税制改革并不是严格按照税种划分，而是一种基于主要税种的收入分成，是一种政治集权与财政分权的"中国式分权"。

相对于西方联邦财政主义的税制而言，"中国式分权"的突出特点是身处税收分成格局中的两方地位高低有别，所拥有的权力和责任并不对等。首先是中央政府和地方政府的事权处于不对等的位置，地方政府的收入虽然有一定的增加，但是其承担的责任却远远超出财力支撑能力。其次是地方政府肩负着经济发展重担，因此成本负担也基本是由地方政府承担的。由此，地方政府间的利益形成博弈关系。而可利用的资源是有限的，市级与县级之间出现的各种资源分配矛盾也是在所难免的。在这个资源竞争的过程中，县级明显处于劣势。针对这个问题，在分税制改革之后，"省直管县"的财政改革也在很多省份开始出现。它对省、市、县的财政分配关系进行了明确的界定，在财政的许多方面，省级对县级进行直接运作，这使得县级地方公共服务以及地方公共品的供给得到了一定的改善，这也对有效回应底层居民需求给予了制度支持。

分税制改革中，根据中央政府与地方政府事权的划分，中央财政主要承担的责任如下：政治类，包括国土安全、外交事务和中央机关日常运转所需经费；经济类，主要负责调整国民经济结构、协调地区发展、实施宏观调控等促进国民经济平稳、快速健康发展。而地方财政主要承担本地区行政机关日常运转所需费用、本地的经济发展、社会服务等项目。

基于事权与财权相结合的原则，按税种划分中央与地方财政收入。将维护国家权益、实施宏观调控所必需的税种划为中央税；将与经济发展直接相关的税种划为中央与地方共享税，并依据地方事权责任将适合地方征管的税种划为地方税，增加地方税收入。

最后，为了减少改革的阻力、保持现有地方的既得利益格局、逐步达到改革的目标。在1993年分税制改革初期，中央财政以1993年为基期年核定对地方进行税收返还数额。按照1993年地方实际收入以及税制改革和中央与地方收入划分情况，核定1993年中央从地方净上划的收入数额（即消费税 + 75% 的增值税 - 中央下划收入）。1993年中央净上划收入全额返还地方，保证现有地方既得财力，并以此作为以后中央对地方税收返还基数。尽管该项措施有利于保障分税制改革的推进，但是会进一步加剧区域间的财政非均等。

## 二、我国转移支付制度的变革

（一）转移支付制度的概念

政府间财政转移支付制度，是指在一个国家的各级政府之间，对其财政能力进行评估基础上的资金调拨，以实现各级政府公共服务水平的均等化。它是政府财政资金单方面的无偿转移，也是各级政府间财政收入的再分配，是一种规范政府财政活动的制度体系。

"地理上的二元结构"理论是由瑞典经济学家缪尔达尔在《经济理论和不发达地区》提出的。这一理论认为发展过程极具非均衡性，如果放任自由、顺其自然，那么循环往复下将会出现"马太效应"，即富裕者更加富有、贫穷者更加贫穷。因此政府应该担负起自己的责任，对贫困地区采取一定的特殊措施以促进其经济发展。转移支付制度即是我们通常意义上的这种"特殊措施"。

财政转移支付不仅包括中央对地方的资金转移，还包括各级地方政府之间的（通常是省以下）的资金转移。各个地区的经济发展水平参差不齐，而自从1994年实行分税制之后，各级政府之间的税收划分、责任分配等都存在着明显的不均衡状况。为缩小各个地区政府之间的财政能力差距，保障各地公共服务水平均等化的实现，实行政府间的转移支付制度尤为重要。这种转移支付体现了一种再分配关系，它实际上是资金在各级政府之间，特别是在中央政府和地方政府之间的一种再分配形式。

（二）转移支付制度的分类

我国的转移支付制度是从1994年的分税制改革之后开始形成的。它包含的种类较多，一般包括税收返还、一般转移支付和专项转移支付。

首先，税收返还。它是指在实施分税制体制的过程中，各级政府按照国家有关规定先征后返、即征即退的资金。它使原地方的既得利益得到了一定保持；就现况而言，增值税、消费税以及所得税基数返还都是中央对地方税收返还的一部分。众所周知，在1994年的税制整改中，中央政府为了削弱整改中反对力量，使得税制改革方案能够有效推行，政府决定遵照原来的地方利益标准，原有的利益格局保持不变。增值税以及消费税之前是划归到地方税源，改革后则从属于中央。现在要把他们中的一部分，依照来源地原则返还到地方政府。税收返还额出现连年递增的趋势，这种情况是发生在1994年之后。中央在2002年落实了所得税收入分享改革政策，具体而言，中央和地方依照一定的比例分享企业和个人所得税的收入。将2001年的相关数据作为基数，如若各地实际相关数据低于基数，中央将会把差额返还到地方。事实上税收返还的分配权、使用权并不为中央财政所有，而是地方财政可以自行安排、使用，并且在预算执行中以资金划解的方式直接留给地方。所以中央财政把它当作地方财政收入，并不视为转移支付资金。依照这个层面来说，转移支付的体制化并不是真的存在，实际上，财力性转移支付和专项转移支付构成了现下中央对地方转移支付的全部内容。

其次，一般性转移支付。它是指中央政府对有财政赤字缺口的地方政府，按照相应的制度所给予的资金支持。其主要用于平衡地方政府的财政预算；中央政府对地方政府的一般性转移支付也叫无条件转移支付。中央政府将其拨给地方时不会在使用方面作任何限制，地方政府可以依照当地情况自主拨用。一般性转移支付实质上是将财力资源转移到下级，这样一来，地方政府可调配和控制的资金量就增加了，这对确保和增强地方政府的公共服务能力起着极其重要的作用，也是实现地区间公共服务均等化的有效方法之一。因为没有附加任何条件，地方政府可调控的收入额度会上涨，相应的，地方政府征收的地方税就会减少，并且能够较好地激发公共部门和个人消费水平的提高，也能促使萧条经济回暖。

最后，专项转移支付。它是指中央政府提供的转移资金，在一定程度上指定了资金的用途，接受者必须按照规定的方式使用这些资金。其一般用于中央政府矫正辖区的外溢性。专项转移支付是专门针对某个项目的特定支出来说的，它有特定的用途规划和运用宗旨，且不被允许用作他途，这在一定程度上削弱了地方政府支配资金的自主权利，规避了资金滥用的风险。专项转移支付具体细分又可分为非配套资金和配套资金两种形式。非配套资金并不要求地方政府配备对应的配套资金链，这在一定程度上可以为地方政府增加收入。配套资金的转移支付是需要当地政府拥有并供给相当比例的资金的。这种配套资金对于增强地方政府的支出效率是非常有益的，使地方政府承担了一定的支出责任，也能在一定程度上提高当地公共产品服务的供给水平。

（三）转移支付制度的作用

转移支付制度的存在是具有重大作用的。我国各级政府都拥有相应的财政收入权，但也承担了公共服务的供给职能。因此在经济水平相对落后的地区，其财政收入不足以支撑支出能力，财政赤字由此出现。与此同时，中央政府和地方政府的事权划分是不明确的，尤其是在某些外溢性较强的公共产品供给方面，地方政府可能不愿投入或投入较少，因此中央政府采取转移支付的形式对此予以补充，以保障这些领域的产品服务供给，这也是转移支付制度存在的一个必要性。

它还在实现基本公共服务均等化方面具有非常重要的作用。

第一，它使政府间财力分配的纵向不均衡状况得到一定缓解。1994年分税制改革实施之后，地方政府所能拥有的财政收入是非常有限的，中央政府的收入远远超过地方政府，但地方政府又承担了更多的事权，这样造成的财政"纵向不平衡"是设计财政转移支付制度的原因之一；它是地方政府收入来源的重要方面，弥补了纵向政府间的财力差距。

第二，它弥补了地区间财力分配的横向不均衡。我国幅员辽阔，各个省份和地区所拥有的资源大不相同，由此也导致了千差万别的经济发展水平、公共设施供给情况。而在我国户籍制度的限制下，人民群众不能按照"以脚投票"理论寻求自己满意的服务供给地区，因此人们在各个地方所享受的公共服务水平本就具备差别。而寻求财政的横向均衡，也就是要实现均等化，纠正或调整地区间财政能力或公共服务水平的横向失衡。它的目标就是，即使各地方政府财政实力不等，也要保证无论居住在哪个地区的居民，都能平等地享受到基本的公共服务。

第三，它保证了宏观视角下财政支出效益最大化的实现。不同领域的公共服务所带动的经济效益是不同的，因此政府官员也会根据产生的经济效益的大小进行公共支出顺序的优先排序。此外，对于一些具有外溢性的公共产品，地方政府也可能投入较少甚至不予投入。如果中央政府没有通过转移支付制度进行合理地引导，那么地方的某些公共服务领域将得不到合适的发展机会，人民群众也得不到均等的服务供给。因此，转移支付制度实现了总体财政支出效益的最大化。

第四，它是实现特定政策目标的财政工具。财政转移支付制度的决策者出于政治的考虑，如对少数民族实施转移支付政策的倾斜。这在一定程度上维护了国家的稳定与统一，保障了社会的和谐。

总之，我国的转移支付制度极大地体现了其自身价值，在促进公共服务均等化方面发挥了巨大作用。尤其是在医疗领域，使各地区的医疗服务水平差距逐渐缩小，更好地满足了人民的医疗需求。

（四）我国医疗领域的转移支付制度

我国政府对医疗领域的支持与投入主要是通过采用财政转移支付的方式来体现的。随着我国经济的发展、社会进程的不断加快，很多公共服务都越来越受到政府的重视。虽然看病就医是个人应承担的事务，但是我国的基本医疗服务是政府作为主要责任人的公共产品。近年来，我国政府颁布的法律政策都明确界定了基本医疗服务与公共卫生属于公共产品，强调了政府在医疗卫生事业中的重要作用，要加大对其的投入与支持。但是，在我国现实中的实践表明，财政转移支付制度及其相关的制度并不是尽善尽美的，因此财政转移支付制度在医疗领域的实施并没有呈现出理想中的效果，基层政府对医院的财政投入并不充足，这也在一定程度上影响了政府对基本医疗产品的充分供给，进而未能满足人民群众的医疗需求。现实中很多原因导致了医疗领域的转移支付制度未能发挥其应有的作用。

首先，中央政府和地方政府之间在医疗卫生领域的责任划分是不明确的，中央政府和地方政府各自所拥有的财政实力也相差甚远，由此导致了财权和事权的不匹配现象。我国医疗领域的转移支付制度就是为了弥补地方政府财权不足以开展必要的事权活动而设立的，而资金的具体确定也是以二者之间的差额为基础进行考量的。我国地方政府承担了基本医疗领域公共支出的责任，但是地方政府尤其是县镇级政府的财政境况本就十分艰难，因此财政转移支付制度虽然在医疗领域实施，但资金有限，地方政府会想方设法将医疗领域的转移支付资金挪用别处。尤其是在锦标赛竞争下的政府官员，其追求的是对政绩有直接帮助的政府服务项目，而基本医疗服务是不能直接产生经济效益的。因此，虽然在医疗领域存在转移支付制度，但并没有发挥出全部作用，从而使医疗领域的供给和需求的矛盾进一步加剧。

其次，财政转移支付制度需要拥有专业知识的人员进行操作实施，同样医疗领域也有其行业特殊的专业性，那么在医疗领域的转移支付制度的具体运作就需要专门人员进行管理、监督。但是现有监督机构缺乏专业人员，无法实现监督目标。尤其是对于转移到省份的资金，没有有效的法律监督机制。地方政府往往对转移的资金施加较少的监督，这导致一些地方政府的严重腐败，因此弱化了转移支付所带来的均衡功能。也就是说，政府部门在使用医疗领域财政转移支付资金的过程中，即便有腐败以及资金截留现象，也会因相关监督部门缺乏财政、医疗专业知识而难以保证财政转移支付资金充分用于基本医疗服务项目。因此医疗领域的转移支付制度需要专业的监督部门进行监管，以保证足额资金支付于医疗领域。这样才能达到医疗领域转移支付制度的初衷，促进地方政府在医疗领域更好的服务供给。

最后，行政原因阻碍了医疗领域转移支付制度的实施。不同级别的政府之间存在着严格的垂直层级关系，这种关系结构要求每一级政府仅管理其直系下属政府所分配的转移支付，这样就使得应该到达贫困县的资金可能被中级政府转用于其他用途，富裕的县也可能获得更多的转移。另外，在转移支付操作期间，所有政府，包括作为付款对象的中央政府和作为受益对象的地方政府，都将转移支付视为政治行为，没有清楚地界定各级政府的责任和行为。在没有明确的转移支付法律的条件下，通过行政方式进行转移支付，导致转移支付金额的随机分配和使用。那么这就会使医疗领域的转移支付资金的使用效率大大降低，进而导致公共医疗服务供给不平等。

总而言之，我国医疗领域的转移制度虽然取得了一定的成果，提高了地方政府医疗领域供给公共服务的水平，真正保障了广大人民群众的就医权利与利益。但是由于种种原因，导致其在现实中的实施效果并不尽如人意。因此财政分权体制下的转移支付制度仍有待完善，更好地促进医疗资源均等化。

# 三、我国财政分权体制的特征

我国现实行的财税制度确立于 1994 年分税制改革。分税制改革的主要特征是明确了中央与地方政府的事权和财权划分。财权方面，税种、税率的决策权收归中央，预算内财政收入向中央集中；地方政府的财力主要来源于地方税和共享税、中央和上级的转移支付以及预算外收入，中央没有明确规定地方政府财政资金的使用方向，地方政府具有较大的自由裁量权。事权方面，中央主要是国防、安全以及区域发展的宏观调控，地方政府具体负责当地的基础设施、教育、卫生等经济发展和民生发展。

我国的财税制度是行政集权下财政分权。具体表现为地方政府官员之间建立锦标赛晋升机制。锦标赛是一种以相对绩效评估为核心的激励机制，通过参赛人竞争结果衡量指标的相对排名决定最终的胜负，而并不是像传统竞赛那样用绝对成绩衡量胜负，并且奖励额度是事先设定的。在机制设计中，中央政府对地方政府官员的考核主要是以 GDP 作为主要的考核指标，通过下级州政府的政绩对官员实施奖惩。

这一考核机制，对地方政府的行动偏好和行为产生直接的影响。（1）地方官员多任务下的激励扭曲问题。这是因为我国在设立激励机制上正好符合了地方官员的双重特质："经济参与人"和"政治参与人"，即地方官员的晋升与区域经济发展相挂钩，地方 GDP 增长、财政收入增长、外资引入等经济指标直接与官员绩效考核机制相挂钩，因此地方政府会将预算更多地投入在影响其晋升的指标上，地方政府为了加快经济增长而发生支出结构的偏向，把更多的资源从科、教、文、卫等公共服务上转移到了基础设施建设等生产性投入上，从而忽视公共服务的供给（郑磊，2008）。（2）在区域经济合作与竞争方面，区域发展中产生了地方保护主义、过度竞争和重复建设，地方政府为了提高管辖区域内的 GDP，竞相出台各种优惠政策招商引资，而导致过度和恶性竞争的根本原因是"跨区域的外在性"，即地区为了吸引资本进入，降低税率，提供各种优惠政策，这样会导致其他地区因为税基减少而减少税收收入。同时，参与竞争的参赛者在加大自身努力之外，会出现破坏其他参与人的"拆台"动机，最终导致"囚徒困境"，不利于经济总体协调发展（Wilson, J. D., 1999）。（3）中国典型的"行政性经济"，即行政交界地带的经济发展问题常常被忽视，中国贫困地区集中在省区交界地带，除了其自然环境和历史条件不利因素之外，更重要的是基础设施的人为因素落后。

## 第二节　基本医疗卫生服务的制度变迁

### 一、改革开放前医疗卫生体系的历史沿革与制度特征（1949—1978 年）

（一）历史沿革

表 2 - 2 展示了我国计划经济时期医疗卫生政策的制度演变。1949 年中国借鉴"苏联经验"实行中央集权的计划经济体系，需要特别注意的是计划管理体制和共产主义意识形态下的单位制。共产主义的思想深入到各个行业，它包括平等与平均主义的思想、中央规划和政策的制定。中央计划经济下的社会福利是以职业为中心，以工作单位为基础。单位是一个基本的治理框架，单位享有类似的行政结构和功能，从政府到人民分配和重新配置资源。由于承担了政治、经济、社会多重责任，工作单位被视为"微型社会"，单位为劳动者提供劳动保险、补贴、集体和个人福利等社会福利。

表 2 - 2　　　我国计划经济时期医疗卫生政策的制度演变

| 时间 | 核心会议、讲话、政策 | 内容、方针 |
|---|---|---|
| 1950 年 | 第一届全国卫生工作会议 | 三大方针：以工农兵为重心对象、疾病预防为主、协调中西医 |
| 1951 年 | 《农村卫生基层组织工作具体实施办法草案》 | 卫生保健服务的基本服务内容 |
| 1952 年 | 第二届全国卫生工作会议 | "卫生工作与群众运动相结合"的方针 |
| 1957 年 | 《关于加强基层卫生组织领导的指示》文件 | 界定基本卫生组织：社会主义性质的卫生福利机构 |
| 1965 年 | 毛泽东"六·二六"讲话 | 把医疗卫生工作的重点转移到农村，培养赤脚医生，建立"旧农保" |

资料来源：根据相关文件整理所得。

这些机制极大地影响了中国的医疗卫生系统的发展。中央计划经济下的卫生服务体系——三级卫生保健系统由政府直接组织，公共卫生以预防服务为主，医疗保障系统内的大部分城市人口享受由政府统一规定的医疗服务。政府作为发起者、提供者和监管者，医疗服务去市场化程度很高。

在医疗卫生的监管、融资和供给方面，政府在医疗体系中扮演主要角色。计划经济下的医疗监管的特点是家长制。国有企业的管理模式也移植到医疗卫生体制中。公立医院隶属于卫生部或卫生局，没有任何财政、管理和人员的自主权，近乎所有事情都由相关政府机构严格的规划和控制。医疗机构的财政收入与支出实行分离机制，所有的利润都必须上缴相应政府。上级卫生部委派管理人员和医务人员，卫生机构没有权力招聘和调动医务人员。工资、基本医疗设备的价格类型，包括药品的生产等都由政府计划。

计划经济时期医疗保健制度主要由政府资助。对超过30%的公共卫生设施的支出提供财政补贴，医务人员的工资及公共卫生设施的各项营运费用、建造费及培训费均来自政府。政府通过财政补贴为居民建立公费医疗和劳保医疗。

20世纪50年代以来，医疗卫生事业被视为社会福利。随着把私有制转变为公有制的政治经济政策，从1949年到1956年，几乎所有的私立医院都被转为公立医院，并禁止私人行医（刘，孟；1994）。因此，中央计划经济下的医疗卫生体制被中央建立的公共卫生体系垄断。除了卫生部拥有的医疗设施外，国有企业、集体企业、事业单位等行政组织也设立了大量的医院、诊所。城市建立了包括街道、区、市三级卫生服务体系，这对于设置和分配的卫生保健资源之间的一级和三级卫生设施起到积极的作用（Dong，2001）。这种卫生服务体系最突出的两个原则是"医药必须为人民服务"和"预防优先"。公共卫生设施提供医疗服务是一种社会福利而非商品，在其医疗供给中没有诱因激励。与国有企业一样，医疗机构的盈利要上缴给政府，亏损由政府承担。卫生服务收费严格由地方政府监管。在计划经济时期，预防保健服务受到了高度重视。截至1975年，公共卫生机构已达6000个，其中防疫机构达3625个，医务人员93025人，妇幼保健设施有2128个，接生护士64875人，接生助理有615184人（Zou，2009）。除了这些公共卫生机构外，基层卫生设施和诊所、国企医院也为公共卫生事业提供服务。更重要的是，公众广泛参与大规模的爱国健康运动、改善环境卫生和普及医学知识。积极预防措施有利于医疗服务需求和降低医疗支出，这被认为是这个时代医疗卫生取得成就的一个重要因素。

在1965年1月农村医疗卫生体系的建立使得医疗卫生体系发生了质的飞跃。毛泽东同志发表"六·二六"讲话，要求"把医疗卫生工作的重点放到农村去"。短期建立起"赤脚医生"制度和农村初级卫生保健服务体系。在20世纪中期我国农业合作化运动中，采取农民"保健费"和生产合作社公益金补助相结合的办法，组建了"保健站"，该制度大大促进了农村医疗卫生服务和人民健康状况的改善。到1978年，全国"赤脚医生"高达470万人，卫生员为167万人，合作医疗覆盖率达90%以上。

总之，这一时期我国医疗体系的基本框架为：（1）四大卫生工作方针；（2）农村城市三级医疗保健网；（3）三保共建：劳保医疗、公费医疗和旧农合。

（二）制度特征

1. 城市医疗服务体系由中央政府在计划经济体系下筹资去商品化。作为单位的社会福利，参加医疗保险的条件取决于人们的就业状况。充分就业政策保障这两种医疗保险的广覆盖，保险受益人只需支付门诊费和使用服务和药品的名义费用。由于提供社会保险与社会救助，约70%的城市人口享有基本医疗卫生保健服务。由于低价的医疗服务和药品以及医疗保险的广覆盖，患者的个人支付在整个卫生支出中占很小的比例。

2. 城市卫生服务高度去商品化。由公共卫生机构和药品制造商全面主导下，医疗保健服务和医药成为一种社会福利。

3. 城市卫生管理高度计划化。在计划经济下，城市卫生服务体系由政府集中调控，财务、行政、人事权由相关的卫生局管理。因此，卫生机构、医务人员、药品制造商和零售商的行为受到严格的控制，机制上没有经济激励，腐败等行为的利润难免会使医疗保健成本增加。

总之，计划经济下，人们去医疗机构考虑更多的是医疗需求而不是支付能力。去商业化的医疗体系对健康的积极影响被世界赞誉。例如，中国人平均寿命从20世纪50年代初的35岁延长至1981年的67.9岁。婴儿死亡率在20世纪50年代为200‰，到1981年降低至34.7‰。孕产妇死亡率也从20世纪50年代初的15‰下降至1981年的0.947‰。这些健康方面的建树都超出了中国的发展阶段。

对于城市"三无"人员，因为医疗费用控制在医疗融资下的最低水平，针对上面的部分提供和调节机制；那些"三无"人员从政府获得了包括现金或实物补贴的传统社会救助（如食物、衣服、住房、医疗、丧葬），但对他们的健康问题的关注是有限的。

计划经济时期，政府担负起了提供公共卫生医疗服务的职责，实现了全社会（城市和农村）对预防疾病的设备和方法的投入，大大降低了我国疾病的发生率，从根本上减少了医疗费用的支出。同时，由于公共卫生服务的可及性的提高，降低了人群健康禀赋的差异，减少低收入人群疾病的发生率，提升了基层人民的人力资本，极大限度地避免了低收入人群因病致贫和因病返贫，政府公共卫生服务的投入缩小了居民的收入差距。

## 二、改革开放后医疗卫生体系的历史沿革与制度特征（1978 年至今）

医疗卫生财政政策在 20 世纪 80 年代发生了重大变化，呈现出卫生领域过度市场化、高度分权化的现象。

在计划经济时期，城镇企业职工和机关事业单位人员作为"单位人"，由公费医疗和劳保医疗保障为其提供全面的医疗服务。这一时期，医疗经费由国家和企业负担，该体制刺激了患者不合理的医疗服务需求，造成卫生服务的浪费。同时，20 世纪 60 年代以来，政府卫生机构卫生经费投入不足，同时国家行政手段要求医疗机构三次大幅度降低医疗服务收费，导致医疗机构出现严重的收不抵支。为减轻财政负担、企业经营负担，政府决定鼓励医院、医疗机构按服务项目向患者收取全部的医疗费用，因此医疗机构开始依靠销售药品和增加医疗服务即过度诊疗来增收和创收。虽然医务人员的收入依旧来源于国家财政，但是医疗机构人员的奖金、福利等要部分靠机构盈利。在此过程中，向患者收取高额的治疗费用会产生不良影响，例如肺结核等传染性疾病，多开化验单和治疗费用较高的抗生素会将一部分病人拒之门外，患者因为较高的医疗费用而拒绝治疗或者草草了事，最终导致 80 年代患有肺结核的病人的数量急剧增加。以下将具体展开我国医疗卫生体制的演变。

（一）经济转轨时期医疗卫生的改革与特征（1978—1994 年）

该阶段的医疗卫生体制改革带有我国经济体制转型的浓重色彩，其核心思想即"放权让利"。

表 2 - 3 显示了在不同时间内我国医疗卫生总费用及其构成。1979 年卫生部等三大部委联合发出《关于加强医院经济管理试点工作的通知》，提出对医院实

表 2 - 3　　　　　　　我国医疗卫生总费用及其构成　　　　　　单位：亿元

| 类别 | 1980 年 | 1990 年 | 1995 年 | 2000 年 | 2005 年 | 2010 年 | 2014 年 |
|---|---|---|---|---|---|---|---|
| 卫生总费用 | 143.2 | 747.4 | 2155.1 | 4586.6 | 8659.9 | 19980.3 | 35312.4 |
| 政府预算卫生支出 | 51.9 | 187.3 | 387.3 | 709.5 | 1552.5 | 5732.4 | 10579.2 |
| 社会卫生支出 | 61.0 | 293.1 | 767.8 | 1171.9 | 2586.4 | 7196.6 | 13437.7 |
| 个人卫生支出 | 30.3 | 267.0 | 1000 | 2705.2 | 4520.9 | 7051.2 | 11295.4 |
| 政府支出占比（%） | 36.2 | 25.1 | 18 | 15.5 | 17.9 | 28.7 | 30 |
| 社会支出占比（%） | 42.6 | 39.2 | 35.6 | 25.5 | 29.9 | 36 | 38.1 |
| 个人支出占比（%） | 21.2 | 35.7 | 46.4 | 59.0 | 52.2 | 35.3 | 32 |
| 卫生总费用占 GDP（%） | 3.17 | 4.03 | 3.69 | 5.13 | 4.66 | 4.89 | 5.55 |

行"定额补助、经济核算、考核奖惩"。1980 年，卫生部发文《关于允许个体开业行医问题的请示报告》，即鼓励把个体行医纳入政府管理体系，丰富了医疗供给的主体和形式。1985 年 4 月，国务院批准卫生部下发的《关于卫生工作改革若干政策问题的报告》（国发〔1985〕62 号）中指出"为了加快卫生事业的发展，中央和地方应逐步增加卫生经费和投资；同时，必须进行改革，放宽政策，简政放权，多方集资，开阔发展卫生事业的路子，把卫生工作搞活"，这一文件的指示开启了我国 1985 年医疗体系的改革。1985 年 8 月卫生部下发《关于开展卫生改革中需要划清的几条政策界限》中提出：医疗卫生机构在保证各项任务下，可以从扩大服务中增加合理收费，该收入主要用于改善工作和生活条件。1989 年，政府提出了建立计划经济与市场经济相结合的经济体制和运行机制，为了提升卫生技术人员的积极性，卫生部提出《关于扩大医疗卫生服务有关问题的建议》，对医疗服务提出市场化的措施："允许有条件的医疗服务人员从事有偿的业余服务""允许卫生防疫站、妇幼保健等单位的有偿服务"，医疗卫生事业单位实行"以副补主"，组织多余人员举办直接为医疗卫生工作服务的第三产业或小型副业，实行独立核算、自负盈亏等。该报告明确了医改的市场化①方向，即放权让利。扩大医疗机构的自主权，学习国有企业改革的措施，顺应国家财政预算管理体制的改革，减少财政对医疗卫生体系的投入，通过市场化的竞争降低政府在医疗体制中的责任。

1992 年 9 月，《卫生部关于深化卫生改革的几点意见》（卫办发〔1992〕34

---

① 医疗卫生改革市场化：把医疗卫生服务视为市场商品进行交易。

号）明确了我国"建设靠国家，吃饭靠自己"的医疗服务体系的建设。在这一阶段，改革最突出的特点即引入经济领域的改革方式，放权让利、自负盈亏的激励机制，公立医院改革和市场个体医师的进入提高了医疗服务的生产力，医院雇员管理引入奖金激励，带来了医疗领域的利益结构的变化，医疗服务价格放开直接导致医药费用的增加。同时，在要求医院自负盈亏的预算硬约束、制度创新背景下，医疗领域通过制度创新来影响需求以提高其获利的能力，由此，形成医疗领域的外部利润。

（二）市场经济时期医疗卫生的改革与特征（1994—2003 年）

由表 2 - 4 可以看出，为了响应我国市场经济体系的建立，1997 年国务院通过"卫生改革与发展决议"开展我国第二次卫生体制改革，其核心思想是市场化，医院在市场化的背景下逐利性不断提升。

**表 2 - 4　我国 1979—2000 年国家关于医疗卫生体制改革的文件**

| 时间 | 会议政策 | 内容 |
|------|---------|------|
| 1979 年 | 《关于加强医院经济管理试点工作的意见》 | 国家对医院经费补助由"差额补助"变为"定额补助，留用结余" |
| 1986 年 | 《关于业余医疗卫生服务收入提成的暂行规定》 | 用于医生绩效的个人奖励部分可按业余医疗卫生服务收入的 5%—10% 提取，业余医疗卫生服务的个人每月额外收入不超过 60 元 |
| 1997 年 | 《中共中央、国务院关于卫生改革与发展的决定》 | 中央和地方政府财政对卫生事业的投入逐年增加，且增加力度不低于财政支出的增长幅度 |
| 1998 年 | 《医院财务制度》 | 医院年末业务收支结余首先支付超收上缴款，支付超收上缴款后的收支结余为负数的应由事业基金弥补，不得进行其他分配；事业基金不足以弥补的，保留待分配结余；结余为正，按规定提取职工集体福利基金，记入专用基金，剩余部分转入事业基金 |
| 2000 年 | 《关于城镇医疗机构分类管理的实施意见》（卫医发〔2000〕233 号） | 医疗机构分类管理，包括营利性、非营利性，放开营利性医疗机构的服务价格，由市场供求决定；政府举办的非营利性机构享受同级政府的财政补助和税收优惠，接受医疗服务指导价格，而其他营利性机构不接受政府财政补助 |

注：来源于中华人民共和国卫生部网站，由作者整理汇集。

在第一阶段的改革之后，我国医疗服务领域中的问题也日益加重。（1）卫生资源配置不合理。卫生资源主要集中于城市，并且是城市三甲医院，农村地区的医疗可及性较差，加之农村卫生资源配置上也存在问题，机构臃肿但医务人员技术薄弱。(2) 医疗费用普遍增长。相较于 1993 年，1998 年的每诊次费用和每床日费用上涨高于 200%，在医疗保险体系尚未普及的情况下，患者需要自行支付，导致城乡居民因为沉重的医疗负担而放弃治疗。(3) 公费医疗和劳保医疗支出给财政带来巨大压力。根据中国劳动统计年鉴，与 1980 年相比，1998 年免费医疗支出增长 19 倍，而财政支出增长速度仅为 7.5%，来源于财政的免费医疗支出的增长速度远远高于财政支出的增长速度。

在这个阶段，政府财政支出负担沉重，因此减轻了对公共医疗卫生事业的投入以及公民医疗卫生保障费的支持。政府不再实行对公共卫生的全额预算管理，而是实行定向定额补助，医院变成了自负盈亏的机构，拥有部分盈余分配自主权，政府不再对其实行预算软约束，并让渡了部分剩余索取权，由医院自行处理盈利部分。但是政府一方面减少对医院的财政补助，另一方面对其定价进行行政干预，而这最终违背了医疗行业的特点。医院拥有内部分配的权利，医院为了收支相抵和增加分配利润，需要通过创收来维持经营，因此在医疗行业信息不对称的情况下，医疗服务人员会以营利和实现自身利益最大化为目的，对患者诱导需求，在此情况下，唯有经销药品、增加检查项目以及兴办非医药性产业等非正常手段来弥补医疗经费。同时，政府还允许公共卫生对居民进行部分收费，例如防疫服务和计划生育服务等。政府规定医院的工资纳入财政体系，但是其职工的奖金和福利以及医院基本设备则应由机构的盈利结余支付，为了提高自身对患者的吸引能力，增加患者就诊，公立医院在政府资助办院的情况下依旧提取事业基金，用于医院大楼扩建以及医疗设备的添置，提高自身竞争力。

医疗保险制度改革。政府为了减轻在医疗保障方面的压力，改革开放后，逐步取消公费医疗和劳保医疗制度，只有"单位人"[①] 享有职工保险权利。1998年颁布的《国务院关于建立城镇职工基本医疗保险制度的决定（国发〔1998〕44 号)》明确在全国范围内进行城镇职工医疗保险制度改革，建立城镇职工基本医疗保险制度。虽然保险覆盖人群有所增加，但是仅有在职员工才能享有。截至 2003 年，被医疗保险覆盖的人群仅占全国人口的一半，其中约 30% 的居民享

---

① 单位人：计划经济时期所遗留下来的机关事业单位职工、国有企业职工等国家预算编制范围内的单位职工。

受城镇职工医疗保险，其余一半人群需自行支付医疗费用。

医药流通领域的改革。我国开始实行药品招标采购计划，2000 年 7 月，医疗机构开始实施"集中招标采购"以纠正医药结合，规范医药机构的行为，降低药价虚高的乱象。

在体系扩大自主权的改革中也涉及了公立医院人事制度。1992 年，《卫生部关于深化卫生改革的几点意见》提出要进一步扩大医疗卫生单位的自主权。2002 年卫生部《关于印发卫生事业单位人事制度改革配套文件的通知》（卫人发〔2002〕325 号）提出：医务人员实行绩效工资，即将其业绩、贡献和整体收益相适应的动态工资调整机制，这一政策在激励医务人员效率的同时，也会产生医务人员过度注重经济激励的负面影响。

自 1979 年到 2009 年"新医改"的推行，30 年间的改革之路称为"旧医改"。旧医改体系下，市场化思维的导向加剧了人们对市场的迷信以及对经济利益的片面追求，最终导致政府一味放权，将本应由政府承担的公共责任转嫁给市场，对公众的公共医疗卫生服务供给失衡。卫生部门为了增加创收，成为经济利益的争夺者和瓜分者，药品药价虚高而致药厂增加，医疗服务按服务价格收费而致医院规模扩大，对公众的收费导致对政府税收增加、地方 GDP 增加以及就业增加。

（三）2003 年新一轮医改的内容与特征（2003 年至今）

在我国第三次新一轮医疗卫生体制改革的过程中，主要是解决我国薄弱的公共卫生体系和"看病难、看病贵"的医疗卫生体制，该问题是体制性的问题，在改革中存在着较大的利益分歧。

由于第二次医疗服务体系的改革呈现医疗机构过度市场化的现象，公共卫生中政府投入的减少，其职能的缺位与错位引来公共卫生领域的乱象与缺陷，2003 年 SARS 危机事件的发生即是公共卫生领域的薄弱导致的，其灾难性的发生给整个卫生部门敲响了警钟；加之医疗机构的逐利性，使得我国"看病难"、"看病贵"问题日益加剧，医疗卫生体制广为诟病。因此此次改革的重心是如何改善政府公共投资、厘清政府和市场的关系以及通过公立医院改革提高其运行效率，实现医疗资源的均衡和高效配置。

我国卫生事业费用占财政支出的比重一直处于较低水平，2005 年仅占 1.85%。政府卫生支出占政府开支的比重为 1%，而同时期美国政府卫生支出占政府开支的 21.8%。较低的医疗保障水平、政府财政补助力度和较高的医疗费用使得个人支付的比重不断上升。与此同时，我国医疗保障率较低，2003 年的统计年鉴上显示，看病时没有医疗保险的居民占 65%，其中农村居民占比高达79%，较低的医疗保险覆盖率和较高的医疗费用导致第二次医疗卫生体制改革加剧了"看病贵"的现象。

如表 2 - 5 所示，自 2002 年以来，国家推行了一系列关于医疗卫生体制改革的政策，推动医疗体制的改革。在自 2006 年开展的讨论中，我国开始进行新一轮的医疗体制改革。新医改中，我国医疗保险制度下实现了人群的全覆盖，截至 2015 年，三项基本医疗保险制度即城镇职工基本医疗保险、城镇居民基本医疗保险和新型农村合作医疗保险，覆盖人数已经超过了 13 亿人。

表 2 - 5    2002—2015 年国家关于医疗卫生体制改革的会议政策

| 时间 | 会议政策 | 内容 |
| --- | --- | --- |
| 2002 年 | 《中共中央、国务院关于进一步加强农村卫生工作的决定》 | 建立以大病统筹为主的新型农村合作医疗制度和医疗救助制度 |
| 2006 年 | 《国务院关于发展城市社区卫生服务的指导意见》（国发〔2006〕10 号） | 提出将发展城市社区作为构建城市卫生服务的基础，调整医疗服务价格体系 |
| 2009 年 | 《中共中央 国务院关于深化医药卫生体制改革的意见》 （中发〔2009〕6号） | 加快医疗保障体系的建设，建立健全医疗卫生服务体系，促进基本公共卫生服务均等化，推进公立医院改革等 |
| 2015 年 | 《关于全面推开县级公立医院综合改革的实施意见》和《关于城市公立医院综合改革试点的指导意见》 | 推进公立医院改革 |

注：来源于中华人民共和国卫生部网站，由作者整理汇集。

虽然全民医保基本形成，但是由于我国医疗保险体系内部存在制度待遇和人群分割的碎片化，城镇职工和新农合、城镇居民的报销比例不同；城镇职工中，国企机关事业单位享受报销待遇要高于地方企业职工，导致我国居民在享受保险报销待遇时存在较大差异的不公平。

虽然我国政策上支持放开社会办医，但是公立医院凭借和卫生部门的"父子关系"、利益关系，仍然集中了大量的医疗资源，在医疗卫生领域占据主导地位，尤其是声誉资源、人力资源和技术资源。2009 年，政府对基层医疗机构的改革措施——收支两条线，打破医疗机构收入与医疗服务提供的关系；建立基本医药目录，行政手段干预药物价格，保障居民使用廉价药。但是这两个制度大大扼杀了城乡基层医疗机构人员的积极性，降低了基层医疗机构对患者的吸引力，更多患者趋向于大城市的三级公立医院，进一步巩固了公立医院的垄断地位。同时，农村基层医疗机构的办医积极性逐步降低，城乡医疗资源配置不均等进一步加剧，大城市"看病难""看病贵"问题依旧突出。

随着我国经济体制的转轨，不同的经济体制和经济发展阶段决定了我国在医疗卫生领域面临的问题和矛盾。从建国时期计划经济体系下的"大包大揽"到改革开放后的"过度市场化"，再到如今新医改的"回归公益性"的改革，我国创下了医疗费用最高的纪录，引发了医疗资源使用效率低下，地区之间配置不均衡以及紧张的医患关系等局面。如表2-6所示。

表2-6 中国医疗改革发展轨迹

| 时间 | 时期 | 特点 | 优点 | 缺点 |
| --- | --- | --- | --- | --- |
| 1949—1978年 | 大包大揽 | 政府雇主责任制，国家垄断和管制 | 医疗体系公益性定位 | 城镇居民道德风险严重；农民缺医少药 |
| 1978—1994年 | 过渡期 | 公费医疗向患者自行负担 | 经济杠杆管理 | 医疗资源不足，财政投入不足 |
| 1995—2006年 | 旧医改 | 过度市场化 | 城镇职工医保制度 | 居民"看病难""看病贵"甚至不看病，以药养医、政府市场双重失灵 |
| 2006—2009年 | 过渡期 | 市场主导型 | 重建医疗公益性 | 医患关系矛盾，医疗保障水平低下 |
| 2009年至今 | 新医改 | 过度市场化，公立医院垄断 | 医保全面覆盖 | 财政投入少，补贴模糊，城乡资源配置不均 |

注：作者整理得出。

计划经济时期，政府和国有企业是医疗服务的直接供给者，主导医疗资源的配置，随着市场化和改革开放，面临国有企业改革和国家财政压力的约束，各级政府难以供养医疗机构，于是放权让利，进行责任的转嫁和放下医疗领域的财政包袱，与此同时扩大机构的自主权和收入的剩余索取权。但在医疗服务价格和基本药品价格固定的情况下，却造成了自付医疗费用上涨。为了解决医疗费用问题，国家开始建立健全医疗保险体系，不断扩大医疗保险的覆盖率并探索医保付费方式，但是政府对医疗领域的投入较少且投入方向存在问题，导致城乡医疗资源配置不均等。农村财政支持少，加之社会办医的积极性小而导致农村医疗资源的可及性差、医疗资源配置效率和质量低下，农村医务人才的流动性大；同时，我国公立医院的医务人员是国家编制的干部人员，这一体制不仅导致了公立医院与非公立医院的人才竞争、并且不利于医生的自由流动，不利于城乡基层医疗机构的人员储备，进一步导致了城乡人力资源配置存在较大差异。

## 第三节　财政分权体制下基本医疗卫生服务非均等的形成

### 一、中央与地方政府间的医疗卫生服务供给中职能变迁和利益博弈

在计划经济体系转型的过程中，中央政府是主要的制度重构者，根据外部环境以及制度修正的潜在收益推动制度的创新和变迁。中央政府基于整个国家的利益、政府制定者的偏好成为资源配置的主导因素。医疗卫生服务中大多是公共产品和准公共产品，由地方政府提供所带来的规模效益以及正外部性内化表明，分级提供更具有效，在我国的医疗领域的管理中，亦是根据这个原则。计划经济时期，我国的公共卫生和基本医疗服务由政府或者政府举办的国有企业免费提供，在财政包干体制下，各区域各群体享受医疗卫生服务基本可以实现均等化。但是，改革开放以来，伴随着以经济体制改革为中心的各项市场化的改革，分税制改革即中央事权下放、财权集中的财税体制改革。在一个流动开放的国家经济体，生产要素、资本要素、人力资本都会在各区域间自由流动，包括医疗卫生资源在内的享受公共服务的受益人未能通过强制性手段留在当地为辖区服务，导致公共卫生或基本医疗服务成本内部化而收益外溢，"理性的"地方政府通过成本收益分析会减少该项服务的供给。

财政分权体制下，具有宏观调控能力的中央政府为了平衡地方间的财政支付差异，会通过转移支付的手段即一般性转移支付和专项转移支付的方式增加贫困地区的支付能力，而中央对地方的转移支付数额是以地方财政收入为基础。

因此，地方政府为了获得更多的转移支付会倾向于银行借债或者赤字政策来扩大财政支出规模。为此，地方政府通过扩大公共服务支出，扩大财政赤字，获得中央政府配套的资金支持。但是由于中央与地方政府存在信息不对称，地方政府投入的医疗卫生服务等公共服务更多是医疗基础设施、人员行政事业费用，期间由于资金流向的非完全公开，尚存在医疗机构和地方政府的寻租、腐败交易行为，医疗资源和财政资源的低效和无效使用。同时，地方政府也通过向企业征收高额税负作为增加中央对其财政转移支付的基数。因此，中央政府致力于提高公共服务水平，而地方政府"挂羊头，卖狗肉"，在政绩考核和利益导向下，地方政府把招商引资和经济建设作为其财政支出的主要执政目标，中央和地方政府之间存在着利益博弈。

## 二、分税制改革下的地方财权事权不匹配及中央非均等化的转移支付

分税制改革的指导思想是逐步提高中央政府财政的宏观调控能力。自1994年我国分税制改革实施后，分税制的目标是提高中央政府财政收入的比重，增强中央的宏观调控能力，中央政府的财政收入无论是占 GDP 的比重还是全部财政收入的比重都在持续稳步上升。基于这一思想，中央财政在分税制改革中，将消费税和75%的增值税纳入中央财政收入。中央财政通过分税制实现财政收入的集中，再通过一般性的转移支付或者专项转移支付再分配到地方，但形式上的集中实质是加大中央政府的财政权力，形成了地方财政收入自主权下降，事权责任不变的困态。

在西方联邦体制背景下的财政分权改革中，法律明确规定各级政府间事权和财权。而我国分税制改革，包含五种层级政府的行政管理体制，其中中央政府集中了财政收入的大部分，省级政府占据一部分，最后到市、县、乡级政府的财政收入比例极小。自分税制改革以来，我国财政收入权力逐步向上集中，但事权却层层下移，转移支付制度也不规范，政府层级过多，这直接导致了基层政府的事权与财权非匹配，无法高效地行使其职权。此外，基层政府的自主权也难以得到保障，基层政府权力受到上级政府的制约，支出政策在上，资金配给在下。财政分权发挥积极的作用的基本前提是在法制化的事权划分格局下，根据基层政府所承担的事权，由中央政府授予相应的政府财政支出规模及支出

方向权力。

此外,转移支付是否完善也直接影响到各级政府对本地基本公共服务的有效供给,区域之间的供给均衡。按照公共产品外溢性层次划分,全国性公共产品和服务应由中央政府负责;兼有全国性和地方性公共产品应由中央政府和地方政府共同承担,并按一定的标准来确定中央与地方财政支出合理分担的比例。当公共产品和服务具有局部外溢性时,由地方政府提供更有效率,但在地方政府财政能力不足的情况下,中央政府也应该给予一定转移支付;地方性公共产品和服务,应由地方财政支出负责。我国中央与地方事权和财权的构成比例不同,中央与地方财政收入的比例为55∶45,而支出的比例却为30∶70,其中公共服务支出的比例为45∶55,地方政府事权与财权严重不匹配。

中国联邦制涉及三个主要原则:分级行政转包(将国家政策的执行责任逐步下放到较低级别的政府);政府间财政转移;公共部门的垂直竞争。理论上,卫生部门的融资权力和行政管理下放可以提高卫生部门的工作质量、公平性和响应性,但该种模式下地方当局具有优先次序,以及适当的垂直和横向问责制。在中国,地方政府对上级政府负责,而不是对当地的居民、经济和社会发展负责。此外,由于20世纪90年代中期的分税制改革,中国公共服务的资金向上集中、财政转移复杂,但是对大多数部门来说支出责任则下放。由于总收入有利于较富裕的省份,并且大部分地方政府收入是预算外收入①(并且可以由地方当局酌情分配),地方政府为社会服务提供资金的能力极为不等。

1994年,我国的分税制改革税收返还额是根据原体制的基数法确定的,这种返还机制不仅不能平衡地方之间财力的差距,并且会使得原有的地区之间不合理的分配格局呈现进一步扩大的趋势。同时,即使分税制改革的特色之一即转移支付在一定程度上可以缓解地区之间的贫富差距,体现中央的公平原则。但是转移支付过程中没有制度化的规定,伴随上级政府较大的随意性,难以保障资金执行上的效率,加之中央在政府资金返还有限,先富帮带后富的政策倾向性,会造成富省多返、穷省少返,难以从根本上调节地方之间的差距。同时,省内之间,近年政府财政支出中的17%卫生费用主要用于城市和经济发展良好

---

① 预算外收入:不通过国家预算管理的财政收入。主要包括:第一,纳入地方财政的预算外收入。如工商税附加、工商所得税及其他一些税收的附加收入;地方集中的更新改造资金收入、公产公房租赁收入等。第二,行政、事业单位的预算外收入。如公路养路费、航道维护费、育林基金、城市园林收入、社会福利收入、文教、卫生、广播、科研收入等。第三,全民所有制企业掌握的企业专项基金收入。如企业更新改造资金等。

的地区，而不完善的分税制导致贫困地区财政负担债务累累，会将有限的财政投资于经济建设中，因此在预算约束下，加剧了这些地区在公共卫生领域的"缺位"。

在地区之间财政收入自筹能力存在差距以及转移支付制度不健全的情况下，地方政府事权和财权不一致影响了各地在对医疗卫生服务的供给和激励。一方面，事权和财权的不匹配会因为财政收入和支出不平衡而降低地方政府对提供基本医疗卫生服务的支持。上级政府拥有决策权而由下级政府执行，下级政府承担更多的责任，事权的扭曲导致政府在提供公共物品时"软硬不均"，对于能够体现政绩的"硬件"基础设施建设迅速增加、甚至反复重建，而投资收益见效慢的医疗、教育则投资不足。尤其是由于地方财政支出能力以及官员执政理念的不同，城乡之间对医疗卫生服务投入的差距日益增大，导致了农村居民"看病难"的困境。

总的来说，就我国的财政分权体制特征来看，各级政府的事权与财权非匹配是关键问题。财政收入更多地集中在中央政府和省级政府，而事权却被下放到基层政府，包括市、县、乡政府。当基层政府财政能力不足，其拥有的可支配权力就很少。这种财政收入上的集中与支出上的分散使得基层政府不能有效地发挥其基本医疗卫生服务供给职能。此外，缺乏完善的转移支付体系，本应通过财政体制管理解决的问题，却大量以转移支付及制度外资金来解决，而目前我国转移支付制度存在较大的行政随意性。

## 三、锦标赛晋升机制下的激励扭曲而忽视民众需求

政府的行为由政府的效用和成本收益进行分析所决定，尤其是政府官员的效用，决定了任期内整个政府机构的运行方向。现阶段，我国政府官员的任命主要是采取自上而下的方式，而不是选民"用手投票"的民主机制，因此我国地方政府官员要通过对上级政府负责来实现其政治晋升的目标。新中国成立以来，行政主导下的医疗卫生投入受到政治因素的过度影响。在我国官员晋升机制、唯上任命的机制下，地方政府可能在其任期制过度实行行政自由裁量权，追求自身利益的最大化而不是公共利益的最大化。因此，在官员锦标赛晋升机制下，我国唯 GDP 论、上级任命的官员激励机制会使得作为主体的地方政府官员在其任期期间把更多的精力、资源、财政、优惠政策指向有利于当地经济发

展的短期效应明显的基础设施建设、工业、房地产业等行业，而对于包括医疗卫生的民生建设、可预计的收益投资回报率较长的行业未能纳入公共服务政府评价的指标，忽视民众的需求。宋文昌（2009）通过动态面板数据的实证分析得出在我国财政分权模式下，经济导向型的政府竞争会扭曲政府的发展方向，造成政府职能的缺位和公共服务地方之间的供给不足和非均等化。

锦标赛晋升机制下，公共财政在医疗卫生领域中出现了政府职能界定和财政补贴"错位"现象。2000年发达国家、发展中国家以及最不发达国家的个人负担的医疗卫生费用分别占总的卫生费用的27%、42%和40.7%，我国人均卫生费用占总的卫生费用的比重高达60.6%，而政府医疗卫生支出的财政预算仅占15%。在学术界普遍的观点是，政府必须对公立医院投入一定的比例才能保持其公益性，并以美国政府医疗领域投资占GDP的30%为例。但是顾欣（2007）认为其实美国政府在公立医院的投入并不是很高，因为公立医院针对特定的对象即退伍军人、现役军人、印第安人和穷人，政府投资不仅限于公立医院，还包括大量民办非营利组织以及少数营利组织，并且政府无论对何种组织进行补贴都需要获得议会批准。但是在我国这一情况有极大的不同，20世纪80年代由中央政府主导制度变迁的医疗体制改革最大的特点是放权让利，鼓励公立医院自负盈亏，对其进行预算硬约束管理，医院对于额外的收入享有剩余索取权，并且鼓励社会办医的发展。但是医疗卫生领域财政补贴的8%主要是用于公立医院日常营运，加之卫生部门与公立医院的"父子关系"，存在"管制俘获"和利益关系，其补贴和政策都存在着偏向性。虽然政策鼓励社会资本办医，但实际上加剧了公立医院的垄断性。信息不对称下，公立医院依靠行政级别的声誉依旧持有"实现自身利益最大化"的经济利益目标，利用医院专有的信息从患者身上创收。所以，政府财政投资不仅数量少，而且投资方向扭曲，没有实现公立医院的"公益性"，并且因为药价虚高、高诊疗费、检查费而加剧了"看病贵"这一问题。另一方面，由于行医资格的条件约束而导致社会办医困难，重重出现"看病难"的问题。

## 四、城乡二元财政体制加剧非均等

"城乡二元体制"是指我国经济和社会发展中存在的城市和农村作为两种经济主体并且分割发展的一种经济结构，城乡之间存在户籍壁垒，两种不同资源配置制度，以及由城乡户籍引发的其他问题。城乡二元结构的形成与国家优先发展城市的国家战略有直接关系，计划经济时期，为了实现在较短时间内赶超发达国家的目标，资源配置、优惠政策等优先投入到城市化、工业化建设，农产品价格的剪刀差、物资输出等使得农村的收益和税收集中到城市，形成农村支持城市发展的局面。改革开放时期，先富帮带后富以及优先发展城市的区域发展战略进一步加大了农村和城市的差距。

城乡二元财政体制是城乡二元体制在财税方面的表现。在城乡经济和财政增长中，贫富差距的拉大将会进一步加剧城乡二元财税的"马太效应"。城市财政收入主要是房产税、增值税、所得税等。对于城市来说，企业规模大、经济效益好，使得城市财政税收充足，而农村主要依靠农业税，农业税主要从农民的收入中获得，农民本身收入规模就比较少，这导致县乡级政府自行获得的财政收入更少。为了减少贫富差距，缓解农村经济困境，国家主要通过转移支付对农村财政进行补助，诸如出台对贫困县的大力补助，而这也造成地方政府的"道德风险"，导致县乡级政府缺乏财政收入获得的自主性和积极性。

财政收入能力的二元性导致了财政支出范围的二元性。城市的道路交通、医疗卫生等是由政府出资的，并且在城市建立了完善的包括养老、医疗在内的社会保障体系，加之医疗服务可及性好，医疗费用报销体系完善，公民享有相对较好的医疗服务水平。而农村地区的医疗卫生、基础设施主要由县级、乡级政府负责，取消农业税后，县乡政府的财政收入直接下降，乡政府财政收入在总收入中仅占 5.7%，农村地区的公共服务建设资金主要是农民自筹或者制度外资金。为了缓解基层压力，2009 年政府开始推行"一事一议，筹资筹劳"① 的政府、集体共同、村民供给方式，公共服务的二元供给加剧了城乡包括医疗卫生服务在内的公共服务供给机会的不均等，由于城乡财政投入比重的不均等，城乡二元财政体系导致在各个区域内当地政府对医疗卫生、社会保障的投入也存在较大差距，农民无法获得同等可及、同质的医疗服务，同时上级政府对农村服务的补助效果也不太明显，农村居民"看病难、看病贵"的现象更为突出。

---

① 一事一议，筹资筹劳：农村水利、桥梁等公共服务事项在村民代表大会的表决基础上由政府、村集体和村民按比例共同出资建设。

# 第三章 我国财政分权体制下基本医疗卫生服务均等化程度：现状分析

## 第一节 基本医疗卫生服务均等化程度的测量

### 一、基本医疗卫生服务均等化程度指标体系

《国民经济和社会发展第十三个五年规划纲要》提出，要推进健康中国建设，深化医药卫生体制改革，建立健全基本医疗卫生制度，实现人人享有基本医疗卫生服务，改善全民健康状况。近年来，我国基本医疗卫生服务发展水平不断提升，但城乡差距、区域间差距不断扩大。与城市居民相比，农村地区"缺医少药"现象依然存在，广大农民很难享受到充足和优质的医疗服务资源。与此同时，由于经济发展水平、地方财政能力等因素的限制，不同地区在医疗卫生的投入、产出和受益方面存在很大差距。如何促进基本医疗卫生服务下沉，推动基本医疗卫生服务均等化，保障全民健康，成为当前医疗卫生领域的重大问题之一。因此，探讨我国基本医疗卫生服务非均等的现状、特点与发展趋势具有重要意义。

目前基本医疗卫生服务均等化的评价指标体系尚未形成统一。本书借鉴了卢洪友等（2012）在中国基本公共服务均等化进程报告中的分析框架，构建了一个从投入、产出和受益三维视角评估基本医疗卫生服务均等化测量的指标体系，数据主要来源于《中国统计年鉴》（2001—2014）、《中国卫生和计划生育统计年鉴》（2001—2014）。在这里，投入类指标反映的主要是政府对基本医疗卫生服务的财力支持及资源投入；产出类指标主要指居民的医疗保健消费；受益类指标从医疗服务质量来衡量。根据数据的可得性，本书对以上三类指标又细分了若干项指标，具体指标如表 3－1 所示。投入类指标是指医疗卫生财力投入

和医疗卫生资源投入，包括卫生总费用、人均卫生经费、每千人医生数量、每千人卫生技术人员数量、每千人医疗机构床位数量；产出类指标指医疗服务项目产出和医疗消费支出，包括人均门诊次数、人均住院次数和人均医疗保健支出；受益类指标包括婴儿死亡率、孕产妇死亡率和人口死亡率。

表 3 - 1　　　　　　　　　基本医疗卫生服务指标体系

| 一级指标（3个） | 二级指标（5个） | 三级指标（11个） |
| --- | --- | --- |
| 投入均等化 | 医疗卫生财力投入 | 卫生总费用 |
| | | 人均卫生经费 |
| | 医疗卫生资源投入 | 每千人医生数 |
| | | 每千人卫技人员数 |
| | | 每千人医疗机构床位数 |
| 产出均等化 | 医疗服务产出 | 人均门诊次数 |
| | | 人均住院次数 |
| | 医疗消费支出 | 居民医疗保健支出 |
| 受益均等化 | 医疗服务质量 | 婴儿死亡率 |
| | | 孕产妇死亡率 |
| | | 人口死亡率 |

（一）投入类指标

根据数据的可得性，投入类指标主要包括医疗卫生财力投入和医疗卫生的资源投入。医疗卫生财力投入通过卫生总费用和人均医疗卫生经费来测量。卫生总费用是指一个国家或地区在一定时期内，为开展医疗卫生服务项目从全社会筹集的卫生资源货币总额，它反映了卫生费用筹资模式的主要特征及政府、社会和居民个人对医疗卫生保健的费用负担程度。人均医疗卫生经费是通过卫生总费用除以全国或者各地区的总人口数来得到。在医疗卫生资源的投入方面，考虑了基本医疗卫生服务的人力资源投入和物质基础配备，主要包括每千人医生数量、每千人卫生技术人员数量、每千人医疗机构床位数量，通过《中国卫生统计年鉴》中的相关数据可计算获得。需要说明的是，医疗卫生机构包括医院、基层医疗卫生机构、专业公共卫生机构、其他机构四类；医生数量包括执业医师和助理医师数量；卫生技术人员包括执业医师、执业助理医师、注册护士、影像技师、检验技师、药师、卫生监督员和见习医师等卫生专业人员。

（二）产出类指标

产出类指标从医疗服务项目的产出和医疗保健支出两方面来测量，下设人均门诊次数、人均住院次数和人均医疗保健支出，这三个指标综合反映了居民的医疗保健需求，也从侧面显示了地区医疗卫生机构的服务容量。人均门诊次数、人均住院次数是通过各地区医疗机构门诊、住院总人次除以地区年末总人口数量来计算得到，地区年末总人口数据来源于《中国统计年鉴》。人均医疗保健支出分城乡组别数据，将城市居民医疗保健总支出与农村居民医疗保健总支出进行加总，再除以年末总人口数，得出人均医疗保健支出。

（三）受益类指标

基本医疗卫生服务的受益即人民健康状况得到改善，学者们往往把居民健康水平作为受益类评价指标。测量健康的非均等一般包括两类方法：第一，通过人们的主观感知来评价，即分析自评健康状况指标；第二，世界卫生组织将婴儿死亡率、孕产妇死亡率、人均预期寿命作为居民健康状况的衡量指标。考虑到数据的可得性，本书的受益类指标包括婴儿死亡率、孕产妇死亡率和人口死亡率。婴儿死亡率利用年度内婴儿死亡数除以活产数计算得到，孕产妇死亡率表示每 10 万的孕产妇的死亡比例。在城乡医疗卫生非均等评价中利用婴儿死亡率、孕产妇死亡率指标；区域医疗卫生非均等指数利用孕产妇死亡率、人口死亡率指标来计算得到，数据来源于《中国统计年鉴》和《中国卫生统计年鉴》。

## 二、均等化程度的具体测量

从目前已有研究文献来看，主要有三类均等化的衡量方法：第一，构建综合指标评价体系，在各级指标上选择合适的测量方法，利用已有数据进行分析度量；第二，利用理论和数学模型，选取相应的指标数据衡量均等化程度；第三，通过统计学方法，如差异系数、基尼系数、泰尔指数、集中指数等方法计算在特定条件下均等化的实现程度。在上文构建的基本医疗卫生服务指标体系基础上，本节主要通过以下方法来计算基本医疗卫生服务的非均等程度：（1）利用比值法计算各级指标下城乡基本医疗卫生服务的非均等程度；（2）利用差异系数、基尼系数、泰尔指数法衡量我国基本医疗卫生服务发展的总体非均等程度，并利用泰尔指数分解得出东、中、西部差异及区域内部差异。

（一）比值计算

在基本医疗卫生的投入、产出和受益方面，2001—2014 年《中国卫生和计划生育统计年鉴》包含了分城市及农村相关数据，包括卫生总费用及人均卫生费用、每千人医生数、每千人卫生技术人员数、每千人医疗机构床位数、门诊次数、住院次数、人均医疗保健支出、孕产妇死亡率和婴儿死亡率数据[①]。本书分别建立了 10 个城乡基本医疗卫生资源非均等指数，通过比值法来计算。其中，孕产妇死亡率和婴儿死亡率为逆向指标。

具体计算过程如下：

城乡基本医疗卫生投入非均等指数 = 城市医疗卫生投入 ÷ 农村医疗卫生投入

城乡基本医疗卫生产出非均等指数 = 城市医疗卫生产出 ÷ 农村医疗卫生产出

城乡基本医疗卫生受益非均等指数 = 农村医疗卫生受益 ÷ 城市医疗卫生受益

若城乡基本医疗卫生投入、产出、受益非均等指数大于 1，说明城市地区比农村地区基本医疗卫生服务水平更高，非均等指数越大，城乡之间的差异越明显。

（二）差异系数

差异系数也称变异系数、离散系数，是用来衡量数据离散程度的一个统计量。差异系数是样本数据的标准差与其均值的百分比，用 CV（Coefficient of Variation）来表示。具体计算过程如下：

$$CV = \frac{1}{\bar{y}} \sqrt{\sum_{i=1}^{n} (y_i - \bar{y})/(n-1)} \qquad (3-1)$$

其中，n 为某指标对应样本组总数，即省份数，$y_i$ 为 i 组的人均基本医疗卫生资源指标水平，$\bar{y}$ 为 $y_i$ 的平均值。差异系数大，说明数据的离散程度大，即区域间基本医疗卫生发展的差距越大；差异系数小，说明数据的离散程度小，区域间发展差异小。

（三）基尼系数

基尼系数由意大利统计学家 Gini（1912）提出，最初是根据洛伦兹曲线的

---

[①] 《中国卫生统计年鉴》中没有分城乡人口死亡率数据，故在测量城乡基本医疗卫生服务非均等时未采取该指标。

定义来判断收入分配公平程度的指标。洛伦兹曲线基本原理是，将资源按人口或地区分为若干等级，按百分比从小到大排列，分别累计，表示为纵轴；以对应的人口累计比例表示横轴；连接各点即得到洛伦兹曲线。洛伦兹曲线弯曲程度越大，资源分配程度越不平等；反之亦然。相较于其他评估医疗资源分布程度的方法，如 Kuznet 指标、最大最小比值、变异系数等，洛伦兹曲线与 Gini 系数之概念权衡了整体分析样本的信息，因此被广泛运用于医疗公平等领域的研究中（Brown MC，1994）。

基尼系数计算公式为：

$$G = 1 - \sum_{i=1}^{n} (x_{i+1} - x_i)(y_{i+1} + y_i) \qquad (3-2)$$

其中，$x_i$、$y_i$ 分别指人口比例的累积百分比和卫生资源拥有量的累积百分比，$n$ 为统计范围内的样本数，$i = 1，2，\cdots，n$。$G$ 为基尼系数，取值介于 0—1 之间，系数越接近 0，表示资源分布越均等；而系数接近 1，表示资源越集中，分布非均等程度高。本书采用全国各省份医疗资源的相关数据来计算区域医疗卫生资源非均等程度，基尼系数越大，代表区域之间差异越大，非均等程度越高。

（四）泰尔指数

在测量非均等的方法中，广义熵指数（GE）是唯一能够进行分解的（Cowell，2000）。其中最著名的一种测量 GE 的方法就是泰尔指数（Theil，1967），该数值越大，说明区域间不平等程度越大。泰尔指数具有差距分解的性质，它将总体差距分为组内差距和组间差距，在分析不同人口地区间和区域内部之间医疗资源的配置具有广泛的运用（Conceicao & Ferreira，2000）。泰尔指数有 Theil - T 与 Theil - L 两类，前者以 GDP 比重作为加权，后者以人口比重作为加权，本书采用以人口比重作为加权的泰尔指数，即 Theil - L 指数，计算公式如下：

$$T_i = \sum_{j=1}^{m} X_{ij} \log\left(\frac{X_{ij}}{Y_{ij}}\right) \qquad (3-3)$$

其中 $i$ 表示我国三大地区，包括东部、中部和西部地区，$j$ 表示每个地区的第 $j$ 个样本省[1]。$X_{ij}$ 表示第 $j$ 省（市）的人口占 $i$ 地区人口的比重，$Y_{ij}$ 表示第 $j$ 省（市）的基本医疗卫生服务指标水平占 $i$ 地区相应指标水平的比重。

---

[1] 东部地区包括北京、天津、河北、辽宁、上海、江苏、浙江、福建、山东、广东和海南；西部地区包括四川、重庆、贵州、云南、西藏、陕西、甘肃、青海、宁夏、新疆、广西、内蒙古；中部地区分别是山西、吉林、黑龙江、安徽、江西、河南、湖北、湖南。

$$T_{组内} = \sum_{i=1}^{n} X_i T_i \tag{3-4}$$

$$T_{组间} = \sum_{i=1}^{n} X_i \log \frac{X_i}{Y_i} \tag{3-5}$$

$$T = T_{组内} + T_{组间} \tag{3-6}$$

根据公式 3-4 可计算东部、中部和西部地区在某项基本医疗卫生服务指标上的组内差距。由公式 3-5 可计算出组间差距，即从整体来看，东部、中部、西部地区在某项指标上的差距。将组内与组间差距相加得到总体的区域差距，反映了全国在基本医疗卫生服务发展某项指标上所存在的区域差异。组内差距、组间差距占总体的差距的比重即为组内差距贡献率、组间差距贡献率。

本书利用泰尔指数分解法，分别从投入指标、过程指标及受益指标对东部、中部、西部地区的基本医疗卫生服务均等化程度进行了实证分析。泰尔指数测算得出的总体差距代表了我国基本医疗卫生服务水平差距的大小：指数越大，区域间差异越大，非均等程度越高；组内差距越大，三大地区内部的非均等程度越明显，而组间差距越大，则表明地区间差距占主导作用。

## 第二节  城乡基本医疗卫生服务均等化程度的现状

### 一、我国城乡基本医疗卫生服务均等化程度的总体状况

（一）投入均等化程度

长期以来，在城乡二元经济社会体制的背景下，城乡居民在享受基本医疗卫生服务上存在着严重的不平等。城乡卫生总费用分别显示了在城市和农村地区，政府、社会以及个人对医疗卫生领域的资金投入水平，包括进行医疗服务、人力资本、设备购置、住房建设等活动所需要的一系列卫生费用。从绝对数值来看，2001—2013 年城市、农村卫生总费用呈逐年递增状态，城市卫生总费用上升至 23644.95 亿元，农村卫生总费用上升至 8024 亿元，如表 3-2 所示。由此可见，我国经济发展水平及医疗服务水平不断提升，但城乡卫生总费用显示出巨大的差异，医疗卫生经费大部分集中在城市地区。从相对比值来看，2001—2007 年城乡卫生总费用之比从 1.25 上升至 3.44，2007 年以后，这种差距

逐渐缩小，但城市医疗卫生总费用仍为农村医疗卫生总费用的 2.95 倍，非均等程度较高。剔除人口因素后，城乡人均卫生费用之比在不同时期显示出不同的变化趋势。2001—2003 年，城乡人均卫生费用差异呈上升趋势，而在 2007—2013 年，城乡人均卫生费用差异呈逐年递减状态，如图 3 - 1 所示。总的来说，在城乡卫生费用的投入上，城市与农村地区存在着明显的差异。尽管近年来政府采取一系列措施加大对农村卫生费用的投入，但城乡卫生费用仍然存在着很大程度上的非均等。

表 3 - 2　　　　　城乡卫生总费用非均等（2001—2013 年）

| 城乡卫生总费用（亿元） | | | 比值（城市/农村） | 人均卫生费用（元） | | 比值（城市/农村） |
|---|---|---|---|---|---|---|
| 年份 | 城市 | 农村 | | 城市 | 农村 | |
| 2001 | 2792.95 | 2232.98 | 1.25 | 841.2 | 244.8 | 3.44 |
| 2002 | 3448.24 | 2341.79 | 1.47 | 987.1 | 259.3 | 3.81 |
| 2003 | 4150.32 | 2433.78 | 1.71 | 1108.9 | 274.7 | 4.04 |
| 2004 | 4939.21 | 2651.08 | 1.86 | 1261.9 | 301.6 | 4.18 |
| 2005 | 6305.57 | 2354.34 | 2.68 | 1126.4 | 315.8 | 3.57 |
| 2006 | 7174.73 | 2668.61 | 2.69 | 1248.3 | 361.9 | 3.45 |
| 2007 | 8968.70 | 2605.27 | 3.44 | 1516.3 | 358.1 | 4.23 |
| 2008 | 11251.90 | 3283.50 | 3.43 | 1861.8 | 455.2 | 4.09 |
| 2009 | 13535.61 | 4006.31 | 3.38 | 2176.6 | 562.0 | 3.87 |
| 2010 | 15508.62 | 4471.77 | 3.47 | 2315.5 | 666.3 | 3.48 |
| 2011 | 18571.87 | 5774.04 | 3.22 | 2697.5 | 879.4 | 3.07 |
| 2012 | 21280.46 | 6838.54 | 3.11 | 2999.3 | 1064.8 | 2.82 |
| 2013 | 23644.95 | 8024.00 | 2.95 | 3234.1 | 1274.4 | 2.54 |

资料来源：根据 2001—2013 年《中国卫生统计年鉴》数据整理得到。

医疗卫生资源的投入包括人力资源的投入及物质资源的配备，这些资源能够直接影响医疗质量、就医成本及医疗服务的可及性。在人力资源投入方面，最常用的指标就是每千人医生数及每千人卫技人员数。2003—2013 年，城市和农村地区的每千人医生数、每千人卫生技术人员数、每千人床位数都呈递增趋势，城市居民相较于农民能够享受到更多、更优质的医疗卫生资源，而农村地区缺医少药的现象屡见不鲜。

从城乡资源投入比较来看，由表 3 - 3 可以看出，截止到 2013 年，城乡每千

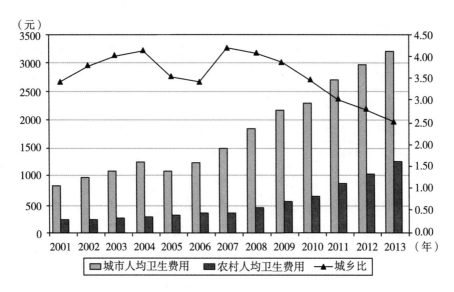

**图 3 - 1　城乡人均卫生费用比及变化趋势**

人医生比、每千人卫技人员比、每千人床位比分别为 2.29、2.52、2.20，城市基本医疗卫生资源投入一直是农村地区的 2 倍以上。新医改以后，政府对农村地区卫生资源投入不断增加，一定程度上缓解了城乡医疗机构床位数量的差异，但由于农村地区经济落后、医疗机构条件差，很难吸引到专业的医务人员，这也导致了城乡医生、卫生技术人员差异持续增大。

**表 3 - 3　　城乡医疗卫生资源投入非均等（2003—2013 年）**

| 年份 | 每千人医生 | | 比值 | 每千人卫技人员 | | 比值 | 每千人床位 | | 比值 |
| --- | --- | --- | --- | --- | --- | --- | --- | --- | --- |
| | 城市 | 农村 | | 城市 | 农村 | | 城市 | 农村 | |
| 2003 | 2.13 | 1.04 | 2.05 | 4.88 | 2.26 | 2.16 | 3.42 | 1.41 | 2.43 |
| 2004 | 2.18 | 1.04 | 2.10 | 4.99 | 2.24 | 2.23 | 1.64 | 0.75 | 2.19 |
| 2005 | 2.46 | 1.26 | 1.95 | 5.82 | 2.69 | 2.16 | 3.59 | 1.43 | 2.51 |
| 2006 | 2.56 | 1.26 | 2.03 | 6.09 | 2.70 | 2.26 | 3.69 | 1.49 | 2.48 |
| 2007 | 2.61 | 1.23 | 2.12 | 6.44 | 2.69 | 2.39 | 3.80 | 1.58 | 2.41 |
| 2008 | 2.68 | 1.26 | 2.13 | 6.68 | 2.80 | 2.39 | 4.05 | 1.75 | 2.31 |
| 2009 | 2.83 | 1.31 | 2.16 | 7.15 | 2.94 | 2.43 | 4.31 | 1.93 | 2.23 |
| 2010 | 2.97 | 1.32 | 2.25 | 7.62 | 3.04 | 2.51 | 5.33 | 2.44 | 2.18 |
| 2011 | 2.62 | 1.10 | 2.38 | 6.68 | 2.66 | 2.51 | 6.24 | 2.80 | 2.23 |
| 2012 | 3.19 | 1.40 | 2.28 | 8.54 | 3.41 | 2.50 | 6.88 | 3.11 | 2.21 |
| 2013 | 3.39 | 1.48 | 2.29 | 9.18 | 3.64 | 2.52 | 7.36 | 3.35 | 2.20 |

资料来源：根据 2001—2013 年《中国卫生统计年鉴》数据整理得出。

（二）产出均等化程度

城乡居民对医疗服务包括门诊服务、住院服务的利用直接反映了基本医疗卫生服务的产出情况。需要说明的是，由于《中国卫生统计年鉴》中并未明确界定城市、农村的诊疗人次及住院次数，在这里，笔者将位于城市的医疗机构包括卫生计生部门、综合医院、中医医院的数据作为城市医疗卫生服务产出，乡镇卫生院的服务数据作为农村医疗卫生服务产出情况。

由表3-4可知，城市、农村地区在基本医疗卫生服务产出方面存在较大差异，在入院人数上体现得尤为明显。2001—2013年，城市、农村诊疗人次数、住院人数不断上涨，尤其是在城市地区，城市诊疗人次数从12.5亿人次上升到27.42亿人次，住院人数从3030万人上升到14007万人。城乡医疗服务利用的比值也存在很大差异，且这种差距在逐步扩大，城乡诊疗人次数比值由1.52倍上升到2.72倍，城乡住院人次数比值由1.78上升到3.56倍，除了城市与农村地区经济发展差异因素，更多的原因可能在于优势医疗资源过度集中于城市地区，导致城乡医疗卫生服务产出差距不断扩大。

表3-4　　城乡医疗卫生服务产出非均等（2001—2013年）

| 年份 | 诊疗人次数（亿人） | | 比值（城市/农村） | 入院人数（万人） | | 比值（城市/农村） |
| --- | --- | --- | --- | --- | --- | --- |
| | 城市 | 农村 | | 城市 | 农村 | |
| 2001 | 12.50 | 8.24 | 1.52 | 3030 | 1700 | 1.78 |
| 2002 | 12.43 | 7.10 | 1.75 | 3429 | 1625 | 2.11 |
| 2003 | 12.13 | 6.91 | 1.76 | 3661 | 1608 | 2.28 |
| 2004 | 13.05 | 6.81 | 1.92 | 4673 | 1599 | 2.92 |
| 2005 | 13.87 | 6.79 | 2.04 | 5108 | 1622 | 3.15 |
| 2006 | 14.71 | 7.01 | 2.10 | 5562 | 1836 | 3.03 |
| 2007 | 16.38 | 7.59 | 2.16 | 6487 | 2662 | 2.44 |
| 2008 | 17.82 | 8.27 | 2.15 | 7392 | 3313 | 2.23 |
| 2009 | 19.22 | 8.77 | 2.19 | 8488 | 3808 | 2.23 |
| 2010 | 20.40 | 8.74 | 2.33 | 9524 | 3630 | 2.62 |
| 2011 | 22.59 | 8.66 | 2.61 | 10755 | 3449 | 3.12 |
| 2012 | 25.42 | 9.68 | 2.63 | 12727 | 3908 | 3.26 |
| 2013 | 27.42 | 10.07 | 2.72 | 14007 | 3937 | 3.56 |

资料来源：根据2001—2013年《中国卫生统计年鉴》数据整理得出。

　　城乡居民医疗保健支出显示了城市和农村居民个人在医疗保健利用上的费用支出，它受到个人收入水平、年龄、地域、医疗服务价格、医疗卫生条件等多种因素的影响。根据表 3 - 5 显示，从 2003—2013 年，城乡居民人均医疗保健支出迅速上涨，城市人均医疗保健支出由 476 元上升到 1305.6 元，增加了近 2 倍多，农村人均医疗保健支出由 115.70 上升到 753.9，增加了近 6 倍。从居民的消费结构来看，城乡人均医疗保健支出占消费性支出比例的差距并不大，城市医疗保健支出占消费性支出比例在递减，而农村呈递增趋势。城乡居民的医疗保健支出上仍然存在一定的差异，但这种差距在逐渐缩小，城乡人均医疗保健支出的比值由 4.11 下降到 1.73 倍，而城乡人均医疗保健支出占消费性支出的比例由 1.23 倍下降到仅为 0.72，几乎接近均衡。

表 3 - 5　　　城乡居民医疗保健支出非均等（2003—2013 年）

| 年份 | 城市人均医疗保健支出 | 农村人均医疗保健支出 | 比值（城市/农村） | 城市人均医疗支出占消费性支出（%） | 农村人均医疗支出占消费性支出（%） | 比值（城市/农村） |
|---|---|---|---|---|---|---|
| 2003 | 476.00 | 115.70 | 4.11 | 7.4 | 6.0 | 1.23 |
| 2004 | 528.20 | 130.60 | 4.04 | 7.6 | 6.6 | 1.15 |
| 2005 | 600.90 | 168.10 | 3.57 | 7.1 | 6.8 | 1.04 |
| 2006 | 620.50 | 191.50 | 3.24 | 7.0 | 6.5 | 1.08 |
| 2007 | 699.10 | 210.20 | 3.33 | 7.0 | 6.7 | 1.04 |
| 2008 | 786.20 | 246.00 | 3.20 | 7.0 | 7.2 | 0.97 |
| 2009 | 856.41 | 287.50 | 2.98 | 6.5 | 7.4 | 0.88 |
| 2010 | 871.77 | 326.04 | 2.67 | 6.4 | 8.4 | 0.76 |
| 2011 | 1063.70 | 513.80 | 2.07 | 6.4 | 8.7 | 0.74 |
| 2012 | 1118.30 | 614.20 | 1.82 | 6.2 | 9.3 | 0.67 |
| 2013 | 1305.60 | 753.90 | 1.73 | 6.5 | 9.0 | 0.72 |

　　资料来源：根据 2001—2013 年《中国卫生统计年鉴》数据整理得出。

　　由此看来，城乡居民医疗保健支出绝对数值仍存在很大差距，但图 3 - 2 显示了这种相对差距正逐步缩小。造成这种现象的原因可能有两点：一是农民的健康投资意识不断增加，在生病时会及时寻求医生的治疗；二是城市居民收入偏高，个人总体消费支出相对于农村居民更高一些。总之，要想从根本上解决城乡医疗保健利用上的差异，必须加快农村经济发展，缩小城乡收入差距，进一步促进城乡基本医疗卫生服务产出的均等化。

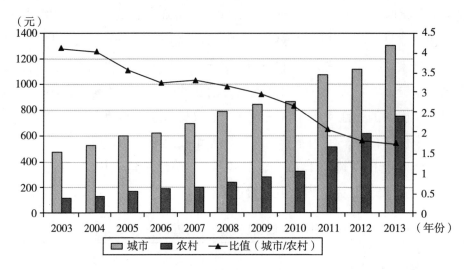

**图 3 - 2　城乡人均居民医疗保健支出及变化趋势（2003—2013 年）**

（三）受益均等化程度

城乡基本医疗卫生投入及产出非均等导致的一个直接后果就是城乡居民在受益方面存在明显的差异，也就是城乡居民健康状况的差异。一般来说，测量居民健康状况最常用的指标就是自评健康状况、预期寿命和死亡率、患病率等。由于数据的限制，在这里运用婴儿死亡率、孕产妇死亡率来衡量城乡基本医疗卫生服务受益的非均等程度。

表 3 - 6 数据显示，2001—2013 年，城市婴儿死亡率由 13.6‰ 下降到 5.2‰，农村婴儿死亡率由 33.8‰ 下降到 11.3‰。城市孕产妇死亡率从 33.1（1/10 万）下降到 22.4（1/10 万），农村孕产妇死亡率由 61.9（1/10 万）下降到 23.6（1/10 万）。以上数据表明不管在城市还是农村，城乡居民的健康状况都得到了显著改善，这一方面显示了我国医疗卫生技术水平的不断提升，另一方面表明了经济的发展使人们生活水平较过去明显提高，营养状况得到相应的改善，降低了婴儿死亡率和孕产妇死亡率。尽管如此，农村婴儿死亡率、孕产妇死亡率较城市地区仍存在明显差距，到 2013 年，农村婴儿死亡率约为城市婴儿死亡率的 2.17 倍，孕产妇死亡率约为城市地区的 1.05 倍。综上可知，近年来，我国孕产妇保健工作和医疗保健质量有所提升，但是城乡间婴儿健康水平差距依然较为明显，很大程度上值得重视与改善。

表 3 - 6　　　　城乡居民健康水平非均等（2001—2013 年）

| 年份 | 婴儿死亡率（‰） | | 比值（农村/城市） | 孕产妇死亡率（1/10 万） | | 比值（农村/城市） |
|------|------|------|------|------|------|------|
| | 城市 | 农村 | | 城市 | 农村 | |
| 2001 | 13.6 | 33.8 | 2.49 | 33.1 | 61.9 | 1.87 |
| 2002 | 12.2 | 33.1 | 2.71 | 22.3 | 58.2 | 2.61 |
| 2003 | 11.3 | 28.7 | 2.54 | 27.6 | 65.4 | 2.37 |
| 2004 | 10.1 | 24.5 | 2.43 | 26.1 | 63.0 | 2.41 |
| 2005 | 9.1 | 21.6 | 2.37 | 25.0 | 53.8 | 2.15 |
| 2006 | 8.0 | 19.7 | 2.46 | 24.8 | 45.5 | 1.83 |
| 2007 | 7.7 | 18.6 | 2.42 | 25.2 | 41.3 | 1.64 |
| 2008 | 6.5 | 18.4 | 2.83 | 29.2 | 36.1 | 1.24 |
| 2009 | 6.2 | 17.0 | 2.74 | 26.6 | 34.0 | 1.28 |
| 2010 | 5.8 | 16.1 | 2.78 | 29.7 | 30.1 | 1.01 |
| 2011 | 5.8 | 14.7 | 2.53 | 25.2 | 26.5 | 1.05 |
| 2012 | 5.2 | 12.4 | 2.38 | 22.2 | 25.6 | 1.15 |
| 2013 | 5.2 | 11.3 | 2.17 | 22.4 | 23.6 | 1.05 |

资料来源：根据 2001—2013 年《中国卫生统计年鉴》数据整理得出。

## 二、分地区城乡基本医疗卫生服务均等化程度现状

（一）投入均等化程度

基于对城乡基本医疗卫生服务非均等的横向考察，分析全国 31 个省份在投入、产出和受益方面的城乡差异，以此来分析在我国不同区域，城乡医疗卫生发展的非均等程度是否存在差异。从前文全国层面的分城乡数据来看，基本医疗卫生服务不管在投入、产出还是收益方面都存在很大的差距，且这种非均等随着时间的推移在不断发生变化。这种基本医疗卫生服务水平的城乡差异在不同区域是否存在区别？本部分利用全国各省份城乡基本医疗卫生服务数据来分析不同地区投入、产出和受益方面的城乡差距。限于数据的可得性，这里仅分析了城乡每千人医生人数、城乡每千人卫生技术人员数、城乡每千人医疗机构数、城乡人均医疗保健支出、城乡孕产妇死亡率①相关指标。数据来源于 2005—

---

① 孕产妇死亡率的数据以市、县区分来代替城市与农村。

2013 年《中国卫生和计划生育统计年鉴》。

表 3 - 7 和图 3 - 3 显示了从 2005—2013 年，全国 31 个省份（地区）每千人拥有医生数量的城乡差异以及非均等的发展趋势。大部分地区城乡每千人医生非均等指数集中在 1.5—4.0 之间，且各地区的城乡差异保持在一个相对稳定的水平。从时间跨度上来看，多数地区城乡每千人医生非均等状况有一定的缓解，这说明近年来，我国加大对基本医疗卫生资源的投入，对缓解城乡医疗资源差距有一定的成效。然而也有部分地区城乡每千人医生非均等指数呈上涨趋势，最明显的如西藏、青海、吉林、广东，截止到 2013 年，城乡每千人医生差异仍高达 4.5865、3.8608、3.5190、3.3359；而云南省城乡差异一直处于较高的水平，从 2005 年到 2013 年，城市每千人医生数一直是农村每千人医生数的 3 倍以上。从地区的比较来看，安徽、甘肃、陕西、广西、湖南、江西、山西、海南、河南、内蒙古、宁夏、新疆、河北、贵州、福建、云南等省份的城乡每千人医生非均等指数相对较高，城乡差距均为 2 倍以上，其他地区城乡差异较小。

表 3 - 7　　各省份城乡每千人医生数非均等指数（2005—2013 年）

| 省份 | 2005 年 | 2006 年 | 2007 年 | 2008 年 | 2009 年 | 2010 年 | 2011 年 | 2012 年 | 2013 年 |
|---|---|---|---|---|---|---|---|---|---|
| 北京 | 1.6404 | 1.6766 | 1.8532 | 1.8427 | 1.8768 | 1.6391 | 1.5931 | 1.6387 | 1.6294 |
| 天津 | 1.5000 | 1.5000 | 1.6629 | 1.6982 | 1.6593 | 1.1082 | 1.0978 | 1.1254 | 1.2230 |
| 河北 | 2.3922 | 2.4400 | 2.4700 | 2.4257 | 2.2906 | 2.7714 | 2.7394 | 2.7027 | 2.7255 |
| 山西 | 2.1884 | 2.2409 | 2.2093 | 2.3577 | 2.2121 | 2.2340 | 2.3220 | 2.4134 | 2.4746 |
| 内蒙古 | 2.3379 | 2.3873 | 2.4621 | 2.4812 | 1.4628 | 2.2931 | 2.1124 | 2.3778 | 2.5220 |
| 辽宁 | 2.1405 | 2.1626 | 2.1983 | 2.1624 | 1.9924 | 2.1800 | 2.1933 | 2.2078 | 1.5946 |
| 吉林 | 1.5256 | 1.5404 | 1.6040 | 1.5789 | 1.5723 | 1.6702 | 1.6983 | 1.7189 | 3.5190 |
| 黑龙江 | 1.6748 | 1.6721 | 1.8534 | 1.8362 | 1.8889 | 2.0461 | 2.0759 | 2.0199 | 1.9936 |
| 上海 | 1.5971 | 1.7172 | 1.8711 | 1.9282 | 1.5098 | 0.8030 | 0.8242 | 0.9005 | 0.9416 |
| 江苏 | 2.2317 | 2.2857 | 2.2644 | 2.3023 | 2.2637 | 1.8582 | 1.6414 | 1.7202 | 1.9059 |
| 浙江 | 1.6222 | 1.6549 | 1.6875 | 1.7075 | 1.6391 | 1.6398 | 1.7346 | 1.7059 | 1.6368 |
| 安徽 | 2.6818 | 2.5942 | 2.5735 | 2.5833 | 2.3721 | 2.0619 | 2.1613 | 1.9231 | 2.0273 |
| 福建 | 1.5842 | 1.6117 | 2.1216 | 2.2237 | 2.2165 | 2.6239 | 2.8487 | 2.7953 | 2.7445 |
| 江西 | 1.9080 | 1.9318 | 2.1707 | 2.1379 | 2.0316 | 2.5294 | 2.4135 | 2.4000 | 2.4474 |
| 山东 | 1.9495 | 1.9901 | 1.9802 | 2.0660 | 1.9833 | 1.6280 | 1.6894 | 1.7168 | 1.7424 |
| 河南 | 2.5479 | 2.6438 | 2.6901 | 2.5811 | 2.1471 | 2.7000 | 2.5676 | 2.5250 | 2.5078 |

续表

| 省份 | 2005 年 | 2006 年 | 2007 年 | 2008 年 | 2009 年 | 2010 年 | 2011 年 | 2012 年 | 2013 年 |
|------|--------|--------|--------|--------|--------|--------|--------|--------|--------|
| 湖北 | 1.4825 | 1.5315 | 1.6055 | 1.6762 | 1.6909 | 2.0000 | 2.1057 | 2.2231 | 1.9195 |
| 湖南 | 1.9903 | 2.1398 | 2.2211 | 2.2680 | 2.2857 | 2.4435 | 2.2913 | 2.3615 | 2.3759 |
| 广东 | 2.4211 | 2.6364 | 2.7662 | 2.8701 | 2.7614 | 2.8000 | 2.8175 | 2.8496 | 3.3359 |
| 广西 | 2.1519 | 2.1481 | 2.2375 | 2.3086 | 2.2955 | 2.1863 | 2.2190 | 2.2364 | 2.2586 |
| 海南 | 1.4513 | 1.5000 | 1.5636 | 1.6355 | 1.6814 | 2.2258 | 2.3828 | 2.3308 | 2.4815 |
| 重庆 | 1.8795 | 1.9146 | 1.9398 | 1.9759 | 1.9263 | 1.1630 | 1.2222 | 1.1088 | 1.1946 |
| 四川 | 1.8889 | 1.9792 | 2.1170 | 2.1895 | 2.1193 | 1.7059 | 1.7133 | 1.7651 | 1.8205 |
| 贵州 | 3.6667 | 3.5156 | 3.1967 | 3.2787 | 3.2154 | 3.7922 | 3.4321 | 3.4368 | 2.7426 |
| 云南 | 3.1705 | 3.1136 | 3.1977 | 3.1149 | 3.0326 | 3.1284 | 3.1727 | 3.3158 | 3.1760 |
| 西藏 | 3.6519 | 3.7600 | 4.6471 | 3.6500 | 3.4715 | 4.9262 | 5.3028 | 4.2870 | 4.5865 |
| 陕西 | 2.4128 | 2.4037 | 2.2963 | 2.2170 | 1.9044 | 2.0556 | 2.2627 | 2.2742 | 2.2090 |
| 甘肃 | 2.6889 | 2.4574 | 2.7412 | 2.7558 | 2.7528 | 2.1009 | 2.2273 | 2.1795 | 2.1639 |
| 青海 | 3.1610 | 3.1356 | 3.5045 | 3.6870 | 3.7377 | 3.4599 | 3.5034 | 3.2532 | 3.8608 |
| 宁夏 | 2.6200 | 2.6176 | 2.8229 | 2.8247 | 2.9490 | 2.4417 | 2.0231 | 2.3730 | 2.5344 |
| 新疆 | 2.9916 | 2.8468 | 2.9333 | 2.7317 | 2.7891 | 3.2753 | 2.2486 | 3.2955 | 2.5357 |

资料来源：根据 2005—2013 年《中国卫生统计年鉴》数据整理得出。

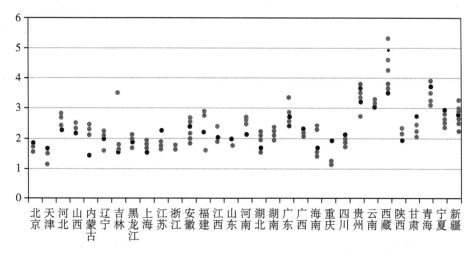

**图 3 - 3　各省份城乡每千人医生数非均等程度及发展趋势**

城乡每千人卫生技术人员的差距并没有得到明显的改善，表 3 - 8 和图 3 - 4
显示，从 2005 年到 2013 年，大部分地区的城乡卫技人员差距较稳定，有些地区甚至出现了差距扩大的趋势，如河北、广东、海南、福建等地，广东省 2005 年城乡每千人卫技人员差距为 2.3503 倍，而到了 2013 年，城市每千人卫技人员约为农村的 3.875 倍；从地区比较上来看，城乡每千人卫生技术人员的非均等程度显示出了与城乡医生非均等类似的趋势。以 2013 年数据为参考，城乡差距较大地区包括西藏、青海、广东、吉林、河北、云南、河南，这些省市每千人卫技人员数分别为农村的 4.8441 倍、4.5922 倍、3.8750 倍、3.5514 倍、3.2327 倍、3.0459 倍、3.0227 倍。而重庆、上海、天津城乡卫技人员差距相对较小，均低于 0.5，这可能与地区的城镇化水平有很大的关系。

表 3 - 8　各省份城乡每千人卫生技术人员数非均等指数（2005—2013 年）

| 省份 | 2005 年 | 2006 年 | 2007 年 | 2008 年 | 2009 年 | 2010 年 | 2011 年 | 2012 年 | 2013 年 |
|---|---|---|---|---|---|---|---|---|---|
| 北京 | 1.8674 | 1.9054 | 1.9717 | 1.9383 | 1.9747 | 1.8737 | 1.8886 | 1.9859 | 1.9509 |
| 天津 | 1.7309 | 1.7389 | 1.8363 | 1.9314 | 1.8568 | 1.3794 | 1.4735 | 1.5221 | 1.6420 |
| 河北 | 2.3722 | 2.3839 | 2.5430 | 2.5157 | 2.4669 | 3.1910 | 3.1549 | 3.1732 | 3.2327 |
| 山西 | 2.3505 | 2.4028 | 2.4907 | 2.5120 | 2.4676 | 2.6371 | 2.6981 | 2.7895 | 2.8757 |
| 内蒙古 | 2.5750 | 2.6022 | 2.7519 | 2.7338 | 2.0884 | 2.6621 | 2.4031 | 2.7741 | 2.8775 |
| 辽宁 | 2.2614 | 2.3371 | 2.4308 | 2.3731 | 2.3043 | 2.5494 | 2.5457 | 2.5452 | 1.8406 |
| 吉林 | 1.4817 | 1.5814 | 1.6177 | 1.6242 | 1.6294 | 1.7579 | 1.6890 | 1.6842 | 3.5514 |
| 黑龙江 | 1.7934 | 1.7636 | 1.9696 | 1.9664 | 2.0536 | 2.3176 | 2.3959 | 2.3268 | 2.3048 |
| 上海 | 1.7926 | 1.9178 | 2.0455 | 2.0479 | 1.7845 | 1.2790 | 1.3009 | 1.3871 | 1.4530 |
| 江苏 | 2.3016 | 2.3100 | 2.3204 | 2.3659 | 2.3333 | 2.0276 | 1.7950 | 2.0413 | 2.2589 |
| 浙江 | 1.6358 | 1.6877 | 1.7431 | 1.7320 | 1.7211 | 1.8417 | 1.9315 | 1.8989 | 1.8102 |
| 安徽 | 2.6273 | 2.5205 | 2.4830 | 2.5161 | 2.4686 | 2.3587 | 2.4667 | 2.2072 | 2.3878 |
| 福建 | 1.6444 | 1.6695 | 2.2118 | 2.3277 | 2.3529 | 2.7662 | 2.9064 | 2.8580 | 2.7299 |
| 江西 | 2.0718 | 2.0452 | 2.2974 | 2.2166 | 2.1760 | 2.6745 | 2.6316 | 2.6784 | 2.7559 |
| 山东 | 1.9518 | 1.9574 | 1.9451 | 2.0357 | 1.9858 | 1.6540 | 1.6430 | 1.6218 | 1.8028 |
| 河南 | 2.3535 | 2.4221 | 2.5344 | 2.4898 | 2.3262 | 3.0197 | 2.9026 | 3.0456 | 3.0227 |
| 湖北 | 1.5923 | 1.6000 | 1.6731 | 1.6704 | 1.6750 | 2.1039 | 2.1930 | 2.4000 | 2.0926 |
| 湖南 | 2.0127 | 2.1674 | 2.3108 | 2.3596 | 2.4321 | 2.8803 | 2.6933 | 2.7781 | 2.7953 |
| 广东 | 2.3503 | 2.6111 | 2.8182 | 2.9698 | 2.9447 | 3.2133 | 3.2939 | 3.3645 | 3.8750 |
| 广西 | 2.3708 | 2.3571 | 2.3886 | 2.4328 | 2.3467 | 2.2177 | 2.1959 | 2.2212 | 2.2567 |
| 海南 | 1.5216 | 1.5657 | 1.7079 | 1.7070 | 1.7958 | 2.3363 | 2.5230 | 2.5178 | 2.5573 |

续表

| 省份 | 2005 年 | 2006 年 | 2007 年 | 2008 年 | 2009 年 | 2010 年 | 2011 年 | 2012 年 | 2013 年 |
|---|---|---|---|---|---|---|---|---|---|
| 重庆 | 1.9765 | 2.0059 | 2.1617 | 2.2011 | 2.2165 | 1.3706 | 1.4139 | 1.3038 | 1.3634 |
| 四川 | 2.0561 | 2.1077 | 2.3247 | 2.4112 | 2.3964 | 2.0495 | 2.0627 | 2.1061 | 2.1573 |
| 贵州 | 3.7200 | 3.6190 | 3.6406 | 3.6742 | 3.6127 | 4.2022 | 3.6633 | 3.4522 | 2.5854 |
| 云南 | 3.3352 | 3.2826 | 3.3027 | 3.2394 | 3.2362 | 3.2049 | 3.1240 | 3.1809 | 3.0459 |
| 西藏 | 4.1905 | 4.3117 | 4.8810 | 3.6899 | 3.3213 | 4.9420 | 4.4286 | 4.1270 | 4.8441 |
| 陕西 | 2.4897 | 2.5082 | 2.4280 | 2.3080 | 2.1465 | 2.0461 | 2.0865 | 2.0665 | 1.9846 |
| 甘肃 | 2.6186 | 2.3553 | 2.6524 | 2.6140 | 2.6545 | 1.9858 | 2.0505 | 2.0511 | 2.0547 |
| 青海 | 3.9309 | 3.9518 | 4.1088 | 4.2258 | 4.3939 | 4.3596 | 4.2928 | 4.0144 | 4.5922 |
| 宁夏 | 3.1543 | 3.2128 | 3.4574 | 3.4921 | 3.6667 | 3.0394 | 2.6111 | 2.9003 | 2.9164 |
| 新疆 | 2.7698 | 2.7374 | 2.8176 | 2.7351 | 2.7298 | 3.2124 | 2.1331 | 3.1805 | 2.3418 |

资料来源：根据 2005—2013 年《中国卫生统计年鉴》数据整理而得。

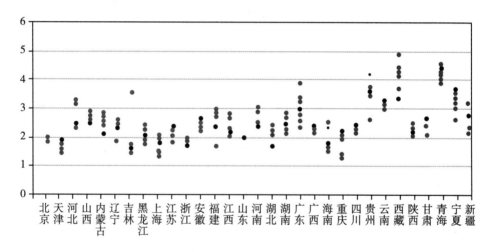

**图 3-4　各省份城乡每千人卫技人员数非均等程度及变化趋势**

城乡每千人医疗机构床位数从客观上衡量了各地区在城乡医疗资源配置上的不均等，从图 3-5 可以看出，近年来，我国大部分地区城乡每千人医疗机构床位非均等情况非但没有改善，反而一定程度上呈现出了差距扩大的趋势。从表 3-9 的数据上明显可以看出，吉林省城乡每千人医疗机构床位差异由 2005 年的 1.9415 倍上升到 2013 年的 4.4033 倍，西藏由 2.7059 倍上升到 3.44 倍。而在青海、广东、宁夏、河南等省区，城市每千人医疗机构床位数一直是农村的 2.5 倍以上，显示出了较大的城乡差异。以上数据表明，从城乡每千人医生数、每千人卫生技术人员数、每千人医疗机构床位数来看，全国各地区均显示出了不同程度的城乡差异，且这种城乡差异趋势并没有得到改善。这说明近年来，尽管政府重视对农村基本医疗卫生服务的发展，并不断增加投入，但由于城乡经济发展水平、制度因素等方面的差异，农村地区的医疗卫生服务投入仍显示出落后与不足，这也直接影响了城乡在基本医疗卫生服务产出与受益方面的水平。

表 3 - 9　　各省份城乡每千人医疗机构床位数非均等指数（2005—2013 年）

| 省份 | 2005 年 | 2006 年 | 2007 年 | 2008 年 | 2009 年 | 2010 年 | 2011 年 | 2012 年 | 2013 年 |
|---|---|---|---|---|---|---|---|---|---|
| 北京 | 2.2715 | 2.3542 | 2.8824 | 3.1312 | 2.9582 | 2.7866 | 2.1709 | 2.1994 | 2.3487 |
| 天津 | 2.7882 | 2.7278 | 2.9125 | 2.8118 | 2.5561 | 1.3876 | 1.4368 | 1.5172 | 1.6126 |
| 河北 | 2.4354 | 2.4038 | 2.3121 | 2.2083 | 2.1292 | 2.7066 | 2.8498 | 2.8681 | 2.8684 |
| 山西 | 2.4350 | 2.2938 | 2.4583 | 2.4234 | 2.2451 | 2.1016 | 2.2939 | 2.3912 | 2.4327 |
| 内蒙古 | 2.9317 | 2.9136 | 2.8896 | 2.8722 | 2.8730 | 2.7966 | 2.4914 | 2.7636 | 2.7515 |
| 辽宁 | 2.4840 | 2.4560 | 2.4635 | 2.3383 | 2.3175 | 2.4118 | 2.3930 | 2.3580 | 1.6564 |
| 吉林 | 1.9415 | 1.8844 | 1.9898 | 1.9806 | 1.9333 | 2.2163 | 2.0602 | 2.0480 | 4.4033 |
| 黑龙江 | 2.3174 | 2.3294 | 2.3081 | 2.2674 | 2.3179 | 2.7753 | 2.8692 | 2.6976 | 2.7370 |
| 上海 | 1.1979 | 1.0798 | 1.6598 | 1.8808 | 2.2597 | 2.3321 | 1.5391 | 1.7545 | 1.7340 |
| 江苏 | 2.2536 | 2.2329 | 2.2667 | 2.2317 | 2.1167 | 1.7786 | 1.6943 | 1.9758 | 2.1318 |
| 浙江 | 1.6872 | 1.7350 | 1.8571 | 1.8756 | 1.8720 | 2.2054 | 2.2793 | 2.2516 | 2.0988 |
| 安徽 | 2.7288 | 2.6032 | 2.4478 | 2.4570 | 2.2976 | 2.0410 | 2.3226 | 2.0615 | 2.2421 |
| 福建 | 1.9931 | 2.0000 | 1.8591 | 1.8485 | 2.0449 | 2.2646 | 2.2662 | 2.2061 | 2.2117 |
| 江西 | 2.3871 | 2.2403 | 2.1926 | 2.2055 | 2.1500 | 2.3946 | 2.5545 | 2.6154 | 2.5179 |
| 山东 | 2.0903 | 2.2000 | 1.9558 | 1.9466 | 1.8684 | 1.5047 | 1.5962 | 1.5012 | 1.6557 |
| 河南 | 2.8710 | 2.9286 | 2.7868 | 2.6129 | 2.5257 | 3.1024 | 3.0433 | 3.0382 | 2.9510 |
| 湖北 | 1.9697 | 1.9556 | 1.8958 | 1.8293 | 1.7606 | 2.1991 | 2.4008 | 2.4580 | 2.0196 |
| 湖南 | 2.6058 | 2.5804 | 2.4088 | 2.3103 | 2.2704 | 2.7167 | 2.6473 | 2.5321 | 2.5634 |
| 广东 | 2.8000 | 2.8407 | 2.8235 | 2.8320 | 2.7445 | 2.8466 | 2.8889 | 2.9957 | 3.3816 |
| 广西 | 2.4492 | 2.4874 | 2.2761 | 2.1656 | 2.0947 | 1.8683 | 1.9258 | 1.8372 | 1.7509 |
| 海南 | 1.6299 | 1.5758 | 1.5434 | 1.5706 | 1.5426 | 1.8319 | 2.1934 | 2.2813 | 2.3097 |
| 重庆 | 2.2562 | 2.2016 | 2.2230 | 2.0123 | 1.9402 | 1.0563 | 1.1850 | 1.1024 | 1.0983 |
| 四川 | 2.2621 | 2.2703 | 2.3032 | 2.1667 | 2.1900 | 1.6148 | 1.6859 | 1.7139 | 1.7577 |
| 贵州 | 3.6667 | 3.6842 | 3.2845 | 3.3197 | 2.9133 | 2.7801 | 2.7733 | 2.5401 | 2.1350 |

续表

| 省份 | 2005 年 | 2006 年 | 2007 年 | 2008 年 | 2009 年 | 2010 年 | 2011 年 | 2012 年 | 2013 年 |
|------|---------|---------|---------|---------|---------|---------|---------|---------|---------|
| 云南 | 3.0823 | 2.9085 | 2.8427 | 2.7396 | 2.7238 | 2.4412 | 2.5222 | 2.4342 | 2.2997 |
| 西藏 | 2.7059 | 2.4478 | 2.5583 | 2.9262 | 2.2653 | 3.3426 | 3.3466 | 2.6082 | 3.4400 |
| 陕西 | 2.6221 | 2.5246 | 2.3949 | 2.1944 | 2.0386 | 1.8491 | 1.9865 | 1.9480 | 1.9134 |
| 甘肃 | 2.9655 | 2.7143 | 2.6341 | 2.5304 | 2.3586 | 1.8063 | 1.8387 | 2.0605 | 1.8299 |
| 青海 | 4.1436 | 3.9734 | 3.6474 | 3.5392 | 3.7700 | 4.1435 | 4.1387 | 5.5874 | 4.0638 |
| 宁夏 | 3.5433 | 4.0256 | 3.9583 | 3.5211 | 3.0237 | 2.7087 | 2.4262 | 2.8410 | 3.0157 |
| 新疆 | 2.6596 | 2.5870 | 2.5000 | 2.3517 | 2.2222 | 2.5444 | 1.7809 | 2.5161 | 1.8036 |

资料来源：根据 2005—2013 年《中国卫生统计年鉴》数据整理而得。

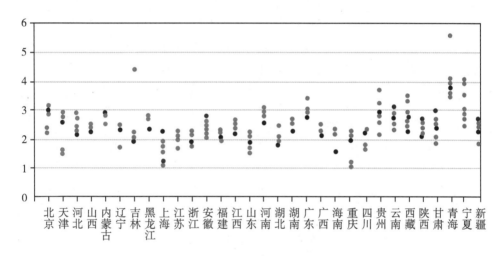

**图 3 - 5　各省份城乡每千人医疗机构床位数非均等程度及变化趋势**

（二）产出均等化程度

由于未获得各地区分城乡门诊人次、住院人次数据，这里仅利用人均医疗保健支出来衡量城乡基本医疗卫生服务产出非均等的区域差异。由图 3 - 6 可以看出，各省份人均医疗保健支出的城乡差距呈不断缩小趋势，可能有以下两种原因：第一，我国城乡居民医疗保健意识不断增强，尤其是广大农民，用于医疗保健的费用投入在不断增加；第二，广大农村地区医疗卫生资源较缺乏、基础设施落后，但随着交通条件的改善，农民为了满足其医疗服务需求可能选择到大城市进行就医。

由表 3 - 10 可以看出，截止到 2013 年，几乎所有地区城乡人均医疗保健支出非均等得到了很大程度上的改善，贵州、山西、天津、河北等地体现尤为明显，城乡人均医疗保健支出非均等指数分别由 5.6184、5.2352、5.5603、4.7678 下降到 2.0963、1.8258、2.3127、1.6053。除了西藏地区，城市人均医疗保健支出仍为农村人均医疗保健支出的 8.6434 倍。从总体来看，尽管各地区城乡人均医疗保健支出仍存在一定的差距，但这种差距在逐步缩小。

表 3 - 10　　各省份城乡人均医疗保健支出非均等指数（2005—2013 年）

| 省份 | 2005 年 | 2006 年 | 2007 年 | 2008 年 | 2009 年 | 2010 年 | 2011 年 | 2012 年 | 2013 年 |
|---|---|---|---|---|---|---|---|---|---|
| 北京 | 2.5700 | 2.2966 | 2.0554 | 2.2034 | 1.6010 | 1.5789 | 1.4715 | 1.4739 | 1.4717 |
| 天津 | 5.5603 | 3.9867 | 3.8014 | 4.0548 | 4.2475 | 3.5384 | 2.4758 | 2.0468 | 2.3127 |
| 河北 | 4.7678 | 4.4342 | 4.4312 | 3.6886 | 3.3574 | 2.6831 | 2.1992 | 1.9262 | 1.6053 |
| 山西 | 5.2352 | 4.1345 | 3.7461 | 3.6605 | 3.2790 | 2.3560 | 2.4372 | 1.8480 | 1.8258 |
| 内蒙古 | 3.0238 | 2.3840 | 2.5545 | 2.7127 | 2.3811 | 2.4060 | 2.3201 | 2.2994 | 1.6781 |
| 辽宁 | 3.2171 | 2.8634 | 3.3174 | 3.2219 | 2.4863 | 2.6095 | 2.5022 | 2.3863 | 1.7011 |
| 吉林 | 3.4907 | 2.6196 | 2.7450 | 2.4022 | 2.1904 | 2.5331 | 1.6456 | 1.7222 | 1.7470 |
| 黑龙江 | 2.4189 | 2.4992 | 2.6774 | 2.4634 | 2.2537 | 2.1399 | 1.8881 | 1.6241 | 1.5906 |
| 上海 | 1.4186 | 1.3886 | 1.5008 | 1.0835 | 1.3562 | 1.7203 | 1.2556 | 0.9880 | 0.6782 |
| 江苏 | 2.9169 | 2.5859 | 2.6124 | 2.7315 | 2.5028 | 2.2238 | 1.4909 | 1.4611 | 1.3854 |
| 浙江 | 2.0014 | 1.8552 | 1.8990 | 1.7536 | 1.6165 | 1.4574 | 1.3556 | 1.6459 | 1.3184 |
| 安徽 | 2.9940 | 2.6752 | 3.1322 | 3.1790 | 3.1568 | 2.7878 | 2.0604 | 2.2407 | 1.5768 |
| 福建 | 3.1065 | 3.1645 | 2.8857 | 2.7317 | 2.7009 | 2.4558 | 2.4075 | 2.0315 | 1.9421 |
| 江西 | 2.1105 | 2.2439 | 2.3011 | 2.3529 | 2.3638 | 2.1501 | 1.8494 | 1.7631 | 1.6758 |
| 山东 | 3.0716 | 2.8138 | 3.0702 | 2.8513 | 2.9350 | 2.3074 | 1.8468 | 1.5824 | 1.5016 |
| 河南 | 3.8274 | 3.7027 | 3.6178 | 3.6786 | 3.6044 | 3.2707 | 2.3012 | 2.3155 | 1.7467 |
| 湖北 | 3.6876 | 3.0000 | 2.9379 | 3.2096 | 2.9395 | 2.4038 | 2.0897 | 1.7395 | 1.6552 |
| 湖南 | 3.5749 | 3.2188 | 3.0386 | 3.2391 | 3.0403 | 2.6461 | 1.9945 | 1.8471 | 1.6901 |
| 广东 | 3.4571 | 3.5934 | 3.7757 | 3.2293 | 3.9897 | 3.0237 | 2.3794 | 2.3478 | 2.2365 |
| 广西 | 3.7763 | 3.2373 | 3.6383 | 3.4310 | 2.6228 | 2.7314 | 2.5858 | 2.3016 | 1.8778 |
| 海南 | 3.7753 | 3.3300 | 5.2699 | 4.3328 | 4.6729 | 4.1900 | 2.7001 | 3.2405 | 2.0273 |
| 重庆 | 4.4130 | 4.4189 | 4.4454 | 4.4539 | 4.0507 | 3.7791 | 2.7994 | 2.2845 | 2.3238 |
| 四川 | 3.0644 | 2.8066 | 2.9279 | 2.7003 | 2.5118 | 2.3941 | 1.7800 | 1.5509 | 1.8281 |
| 贵州 | 5.6184 | 4.2943 | 4.4704 | 4.8900 | 4.0195 | 3.0702 | 2.3479 | 2.3168 | 2.0963 |
| 云南 | 5.4211 | 4.3423 | 3.7624 | 3.3346 | 3.5870 | 2.6590 | 2.6589 | 2.5899 | 3.0759 |

续表

| 省份 | 2005 年 | 2006 年 | 2007 年 | 2008 年 | 2009 年 | 2010 年 | 2011 年 | 2012 年 | 2013 年 |
|------|---------|---------|---------|---------|---------|---------|---------|---------|---------|
| 西藏 | 7.6261 | 4.0754 | 5.4560 | 5.8941 | 4.9273 | 5.4157 | 6.4453 | 5.6493 | 8.6434 |
| 陕西 | 3.6508 | 3.1304 | 3.0490 | 3.4343 | 2.6219 | 2.4864 | 2.0632 | 1.9558 | 1.6875 |
| 甘肃 | 4.3175 | 4.4168 | 3.7670 | 3.9757 | 4.1466 | 4.0798 | 2.5762 | 2.6374 | 2.1769 |
| 青海 | 3.6382 | 2.8159 | 2.6742 | 2.2584 | 2.4078 | 2.3345 | 2.7728 | 1.7422 | 1.2016 |
| 宁夏 | 2.6957 | 3.0853 | 2.6984 | 2.5624 | 2.5867 | 2.1299 | 2.1995 | 2.1603 | 1.6507 |
| 新疆 | 2.9486 | 2.4902 | 2.8420 | 2.6308 | 2.1605 | 2.2504 | 2.4224 | 2.3134 | 1.9882 |

资料来源：根据 2005—2013 年《中国卫生统计年鉴》数据整理而得。

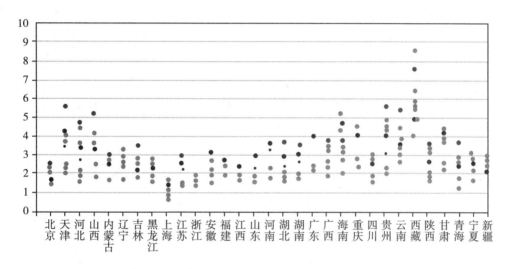

**图 3 - 6　各省份城乡人均医疗保健支出非均等程度及变化趋势**

（三）受益均等化程度

各地区城乡受益非均等主要通过孕产妇死亡率指标来衡量。与其他指标相比较，城乡孕产妇死亡率的差距相对较小一些，这说明随着医疗技术的不断发展，尤其是农村居民生活水平提高，营养状况得到改善，城乡居民的健康差异显示出了不断缩小的趋势。据表 3 - 11 和图 3 - 7 数据显示，城乡孕产妇死亡率差距在不同地区显示出了不同的变化趋势。2005 年到 2013 年间，大部分地区孕产妇死亡率非均等程度得到了改善，虽然这种变化幅度并不大。北京孕产妇死亡率的城乡差距由 4.0741 倍下降到 1.6094 倍，辽宁由 1.8161 倍下降到 0.6552 倍。当然，还有部分地区的非均等状况未得到改善，如内蒙古、吉林、黑龙江、云南、湖南等省区，农村孕产妇死亡率长期高于城乡孕产妇死亡率的 1 倍以上。

表 3-11　　各省份城乡孕产妇死亡率非均等指数（2005—2013 年）

| 省份 | 2005 年 | 2006 年 | 2007 年 | 2008 年 | 2009 年 | 2010 年 | 2011 年 | 2012 年 | 2013 年 |
|------|--------|--------|--------|--------|--------|--------|--------|--------|--------|
| 北京 | 4.0741 | 1.1184 | 0.5779 | 1.3293 | 1.3235 | 1.8173 | 0.5042 | 1.9400 | 1.6094 |
| 天津 | 0.7161 | 0.6835 | 0.1856 | 0.0000 | 0.7117 | 0.1892 | 0.7143 | 1.2235 | 0.4434 |
| 河北 | 1.7692 | 1.5939 | 1.7899 | 0.9664 | 1.6386 | 1.5333 | 0.9286 | 1.2444 | 1.2500 |
| 山西 | 1.5237 | 1.5559 | 1.8369 | 1.3734 | 1.2945 | 1.3729 | 0.9588 | 1.8333 | 1.3115 |
| 内蒙古 | 1.0332 | 1.4846 | 1.4028 | 0.9195 | 1.9840 | 1.3074 | 0.7374 | 1.7956 | 1.1319 |
| 辽宁 | 1.8161 | 1.2599 | 1.0374 | 1.3478 | 1.3077 | 0.9350 | 0.9266 | 0.8889 | 0.6552 |
| 吉林 | 0.8525 | 0.7620 | 1.2695 | 0.6474 | 0.5323 | 1.3614 | 1.1529 | 1.0938 | 1.2583 |
| 黑龙江 | 0.8315 | 1.0492 | 1.0851 | 1.0233 | 1.3836 | 0.8987 | 0.5459 | 0.7020 | 1.4331 |
| 江苏 | 1.3497 | 1.5376 | 0.9522 | 0.8384 | 0.6230 | 0.3673 | 1.3636 | 1.5000 | 1.5625 |
| 浙江 | 1.2258 | 1.2660 | 1.1942 | 1.1111 | 0.8317 | 1.3788 | 1.1148 | 1.3611 | 0.5781 |
| 安徽 | 1.0350 | 1.2137 | 0.8112 | 0.9528 | 0.8894 | 1.0718 | 0.8514 | 1.1635 | 0.6875 |
| 福建 | 1.1250 | 1.2162 | 1.5117 | 0.8611 | 1.1007 | 0.8561 | 1.8400 | 1.6279 | 1.2778 |
| 江西 | 1.8284 | 1.2325 | 1.2117 | 1.1370 | 0.9110 | 1.1154 | 0.7403 | 0.6806 | 1.6885 |
| 山东 | 1.3957 | 1.1931 | 1.5134 | 1.1565 | 1.3364 | 0.9328 | 0.9307 | 1.2444 | 1.3875 |
| 河南 | 1.4805 | 1.1356 | 0.9071 | 1.0700 | 0.8474 | 0.6535 | 1.0938 | 0.9278 | 0.9483 |
| 湖北 | 1.8824 | 1.1992 | 1.2189 | 1.2774 | 1.0578 | 0.8882 | 1.0980 | 1.3483 | 1.2289 |
| 湖南 | 1.1983 | 1.0823 | 1.3675 | 1.3135 | 1.3907 | 1.0267 | 1.3399 | 0.9363 | 1.7857 |
| 广东 | 1.0714 | 1.1646 | 0.8786 | 0.7727 | 1.0444 | 1.2784 | 1.0088 | 1.3667 | 0.5521 |
| 广西 | 1.3215 | 1.3250 | 1.1067 | 1.3952 | 1.3594 | 1.0758 | 0.8627 | 0.9553 | 0.9859 |
| 海南 | 1.5219 | 1.0448 | 1.0263 | 0.8929 | 1.3009 | 0.9696 | 1.7212 | 1.3694 | 0.5706 |
| 重庆 | 1.5582 | 1.5195 | 1.3409 | 1.5539 | 1.9948 | 1.7091 | 1.4068 | 1.5897 | 0.8814 |
| 四川 | 1.7583 | 1.4124 | 1.5552 | 1.9874 | 1.5634 | 1.6688 | 1.4914 | 1.4759 | 1.5809 |
| 贵州 | 1.2743 | 1.2300 | 1.1578 | 0.9704 | 1.1730 | 0.9888 | 0.7450 | 1.0902 | 0.9225 |
| 云南 | 1.1670 | 1.3903 | 1.2680 | 1.4258 | 0.7140 | 1.0163 | 1.2517 | 1.7374 | 1.6513 |
| 陕西 | 1.1485 | 1.2967 | 1.1472 | 0.7690 | 1.1024 | 1.0793 | 0.9420 | 1.0583 | 1.1111 |
| 甘肃 | 1.9656 | 2.0483 | 1.4285 | 1.6054 | 1.3413 | 1.6026 | 1.3187 | 1.6176 | 1.0052 |
| 青海 | 1.4117 | 2.6702 | 1.4246 | 1.1037 | 2.4047 | 0.6066 | 1.2613 | 1.0735 | 1.0871 |
| 宁夏 | 3.9636 | 1.3815 | 1.0965 | 1.0533 | 1.1134 | 0.7749 | 1.4749 | 1.2936 | 1.8824 |
| 新疆 | 2.0015 | 2.1142 | 2.1725 | 1.5822 | 1.3647 | 1.1654 | 1.3811 | 1.4667 | 1.1994 |

资料来源：根据 2005—2013 年《中国卫生统计年鉴》数据整理而得。

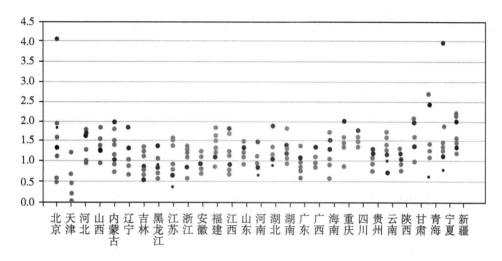

图 3 - 7 各省份城乡孕产妇死亡率非均等程度及变化趋势

## 第三节 区域间基本医疗卫生服务均等化程度现状

本节利用差异系数（Coefficient of Variation）、基尼系数（Gini coefficient）、泰尔指数（Theil Index）来衡量我国区域间基本医疗卫生服务投入、产出、受益的非均等程度，并对这种差距进行分解。具体来说，利用我国 31 个省份（地区）的相关数据，包括每千人医生数、每千人卫生技术人员数、每千人医疗机构床位数、人均门诊次数、人均住院次数、孕产妇死亡率、人口死亡率数据，分别计算得出各指标非均等程度。此外，通过泰尔指数分解将我国分为东、中、西部三类地区，探讨区域内及区域间的差异，分别计算得出组内和组间差距贡献程度。

### 一、区域间基本医疗卫生服务投入均等化状况

表 3 - 12 显示了通过差异系数、基尼系数和泰尔指数计算得出的区域基本医疗卫生服务投入非均等程度。从纵向来看①，区域每千人医生数非均等、每千人

---

① 由于修订《国家卫生统计调查制度》，适当调整了医疗卫生机构和人员的统计口径，导致 1996 年、2002 年、2007 年、2013 年机构和人员数变动较大，2013 年起医疗卫生机构及人员数包括卫生计生部门主管的计划生育技术服务机构。

卫生技术人员非均等、每千人医疗机构床位数非均等程度都有一定程度上的缩小。

**表 3 – 12　　　　　区域投入非均等指数（2005—2013 年）**

| 年份 | 每千人医生数 | | | 每千人卫技人员数 | | | 每千人床位数 | | |
|------|------|------|------|------|------|------|------|------|------|
| | CV | Gini | Theil | CV | Gini | Theil | CV | Gini | Theil |
| 2005 | 0.3946 | 0.1883 | 0.0638 | 0.4137 | 0.1931 | 0.0690 | 0.3936 | 0.1875 | 0.0639 |
| 2006 | 0.4031 | 0.1915 | 0.0662 | 0.4252 | 0.1974 | 0.0723 | 0.3753 | 0.1801 | 0.0585 |
| 2007 | 0.4280 | 0.1994 | 0.0733 | 0.4587 | 0.2067 | 0.0818 | 0.3599 | 0.1710 | 0.0536 |
| 2008 | 0.4351 | 0.1989 | 0.0747 | 0.4628 | 0.2042 | 0.0821 | 0.3245 | 0.1566 | 0.0445 |
| 2009 | 0.4161 | 0.1952 | 0.0698 | 0.4425 | 0.1972 | 0.0759 | 0.3005 | 0.1447 | 0.0383 |
| 2010 | 0.4127 | 0.1904 | 0.0679 | 0.4398 | 0.1947 | 0.0746 | 0.2841 | 0.1398 | 0.0349 |
| 2011 | 0.4213 | 0.1914 | 0.0698 | 0.4327 | 0.1894 | 0.0719 | 0.2786 | 0.1356 | 0.0335 |
| 2012 | 0.2160 | 0.1088 | 0.0210 | 0.2212 | 0.1076 | 0.0219 | 0.1447 | 0.0779 | 0.0102 |
| 2013 | 0.3952 | 0.1772 | 0.0614 | 0.4057 | 0.1763 | 0.0635 | 0.1286 | 0.0700 | 0.0081 |

资料来源：根据 2005—2013 年《中国卫生统计年鉴》数据整理而得。

通过差异系数、基尼系数与泰尔指数计算得出的区域每千人医生非均等指数从 2005 年的 0.3946、0.1883、0.0638 分别下降到 0.2160、0.1088、0.0210，区域每千人卫技人员非均等指数由 0.4137、0.1931、0.0690 分别下降到 0.2212、0.1076、0.0219，区域每千人医疗机构床位数的下降幅度最大，分别由 0.3936、0.1875、0.0639 下降到 0.1286、0.0700、0.0081。

表 3 – 13、表 3 – 14、表 3 – 15 进一步对我国基本医疗卫生服务投入水平的泰尔指数进行差距分解。从全国的总体差距来看，每千人医生数、每千人卫技人员数、每千人医疗机构床位数的泰尔指数在 2005—2012 年逐步减小，在 2013 年又有一定程度的上升。尤其是在 2013 年，区域每千人医疗机构床位数的泰尔指数已下降到 0.0081，几乎接近于均等化水平。这说明近年来，我国基本医疗卫生服务投入水平虽存在一定的非均等，但这种趋势在逐步缩小。将这种总体差距分解来看，区域内的差距明显大于区域间的差距。从三类投入指标来看，组内差距的贡献率历年来一直高于 70%，与中部、西部地区相比，东部地区的基本医疗卫生服务发展水平差距更大一些。

表3-13　　区域每千人医生数的泰尔指数及差距分解（2005—2013年）

| 年份 | 东部 | 中部 | 西部 | 区域内差距 | 区域间差距 | 总体差距 | 组内贡献率 | 组间贡献率 |
|------|------|------|------|-----------|-----------|---------|-----------|-----------|
| 2005 | 0.0876 | 0.0365 | 0.0203 | 0.0550 | 0.0088 | 0.0638 | 86.2% | 13.8% |
| 2006 | 0.0861 | 0.0371 | 0.0210 | 0.0552 | 0.0110 | 0.0662 | 83.3% | 16.7% |
| 2007 | 0.0957 | 0.1088 | 0.2373 | 0.0594 | 0.0139 | 0.0733 | 81.0% | 19.0% |
| 2008 | 0.0985 | 0.0311 | 0.0221 | 0.0603 | 0.0143 | 0.0747 | 80.8% | 19.2% |
| 2009 | 0.0871 | 0.0399 | 0.0216 | 0.0569 | 0.0129 | 0.0698 | 81.5% | 18.5% |
| 2010 | 0.0846 | 0.0304 | 0.0200 | 0.0531 | 0.0148 | 0.0679 | 78.2% | 21.8% |
| 2011 | 0.0839 | 0.0277 | 0.0200 | 0.0525 | 0.0173 | 0.0698 | 75.3% | 24.7% |
| 2012 | 0.0228 | 0.0140 | 0.0144 | 0.0178 | 0.0031 | 0.0210 | 85.0% | 15.0% |
| 2013 | 0.0746 | 0.0208 | 0.0149 | 0.0448 | 0.0166 | 0.0614 | 73.0% | 27.0% |

资料来源：根据2005—2013年《中国卫生统计年鉴》数据整理而得。

表3-14　　每千人卫生技术人员数的泰尔指数及差距分解（2005—2013年）

| 年份 | 东部 | 中部 | 西部 | 区域内差距 | 区域间差距 | 总体差距 | 组内贡献率 | 组间贡献率 |
|------|------|------|------|-----------|-----------|---------|-----------|-----------|
| 2005 | 0.0893 | 0.0245 | 0.0277 | 0.0556 | 0.0134 | 0.0690 | 80.6% | 19.4% |
| 2006 | 0.0896 | 0.0237 | 0.0289 | 0.0563 | 0.0160 | 0.0723 | 77.8% | 22.2% |
| 2007 | 0.1030 | 0.0206 | 0.0299 | 0.0628 | 0.0190 | 0.0818 | 76.7% | 23.3% |
| 2008 | 0.1049 | 0.0187 | 0.0273 | 0.0626 | 0.0195 | 0.0821 | 76.2% | 23.8% |
| 2009 | 0.0945 | 0.0217 | 0.0272 | 0.0579 | 0.0179 | 0.0759 | 76.4% | 23.6% |
| 2010 | 0.0908 | 0.0203 | 0.0261 | 0.0557 | 0.0189 | 0.0746 | 74.7% | 25.3% |
| 2011 | 0.0867 | 0.0179 | 0.0251 | 0.0530 | 0.0189 | 0.0719 | 73.7% | 26.3% |
| 2012 | 0.0235 | 0.0077 | 0.0210 | 0.0184 | 0.0035 | 0.0219 | 84.0% | 16.0% |
| 2013 | 0.0772 | 0.0134 | 0.0191 | 0.0456 | 0.0179 | 0.0635 | 71.8% | 28.2% |

资料来源：根据2005—2013年《中国卫生统计年鉴》数据整理而得。

表3-15　　每千人医疗机构床位数的泰尔指数及差距分解（2005—2013年）

| 年份 | 东部 | 中部 | 西部 | 区域内差距 | 区域间差距 | 总体差距 | 组内贡献率 | 组间贡献率 |
|------|------|------|------|-----------|-----------|---------|-----------|-----------|
| 2005 | 0.0890 | 0.0223 | 0.0294 | 0.0546 | 0.0092 | 0.0639 | 85.6% | 14.4% |
| 2006 | 0.0802 | 0.0219 | 0.0281 | 0.0500 | 0.0085 | 0.0585 | 85.5% | 14.5% |

续表

| 年份 | 东部 | 中部 | 西部 | 区域内差距 | 区域间差距 | 总体差距 | 组内贡献率 | 组间贡献率 |
|------|------|------|------|-----------|-----------|----------|-----------|-----------|
| 2007 | 0.0741 | 0.0183 | 0.0256 | 0.0455 | 0.0081 | 0.0536 | 84.9% | 15.1% |
| 2008 | 0.0631 | 0.0170 | 0.0225 | 0.0389 | 0.0056 | 0.0445 | 87.4% | 12.6% |
| 2009 | 0.0547 | 0.0156 | 0.0206 | 0.0340 | 0.0043 | 0.0383 | 88.7% | 11.3% |
| 2010 | 0.0480 | 0.0165 | 0.0194 | 0.0310 | 0.0040 | 0.0349 | 88.6% | 11.4% |
| 2011 | 0.0483 | 0.0130 | 0.0175 | 0.0296 | 0.0039 | 0.0335 | 88.3% | 11.7% |
| 2012 | 0.0106 | 0.0035 | 0.0148 | 0.0099 | 0.0003 | 0.0102 | 96.9% | 3.1% |
| 2013 | 0.0087 | 0.0039 | 0.0081 | 0.0071 | 0.0009 | 0.0081 | 88.3% | 11.7% |

资料来源：根据 2005—2013 年《中国卫生统计年鉴》数据整理而得。

由此可见，基本医疗卫生服务投入水平的非均等在很大程度上要归结于省内的差异，这与地区的经济发展水平、财政支持能力有密切的关系。同时也说明在我国基本医疗卫生服务发展过程中省内差异日趋严重，自 1994 年分税制改革以来，省以下政府间的财政关系并没有进行明确的规定，这就使得省级政府对省以下政府财政关系有很大的自主权，但事实是财政收入集中到了省级层面的政府，事权却有所下移，特别是在公共民生服务的提供上，县乡承担了较大的责任，在一些经济发展落后地区，县乡财政能力不足，难以承担本地医疗卫生的发展，长此以往导致区域差距不断扩大。

## 二、区域间基本医疗卫生服务产出均等化状况

区域间基本医疗卫生服务产出显示出了较大的差异，尤其是在人均门诊次数上。由表 3 – 16 可知，2005 年区域人均门诊次数的差异系数、基尼系数、泰尔指数值分别为 0.8345、0.3412、0.2386，到了 2013 年，尽管这种非均等有一定程度的缩小，但差异系数、基尼系数、泰尔指数值仍分别高达 0.5875、0.2620、0.1318。区域人均住院次数非均等程度相对来说较低，2013 年，人均住院次数的差异系数、基尼系数、泰尔指数分别为 0.1728、0.0863、0.0148。总体来看，区域基本医疗卫生服务产出差距在不断缩小。

表 3 - 16  区域产出非均等指数（2005—2013 年）

| 年份 | 人均门诊次数 | | | 人均住院次数 | | |
|------|------|------|------|------|------|------|
| | CV | Gini | Theil | CV | Gini | Theil |
| 2005 | 0.8345 | 0.3412 | 0.2368 | 0.3927 | 0.1935 | 0.0650 |
| 2006 | 0.6860 | 0.2945 | 0.1707 | 0.2912 | 0.1532 | 0.0390 |
| 2007 | 0.6622 | 0.2868 | 0.1613 | 0.2695 | 0.1412 | 0.0334 |
| 2008 | 0.6580 | 0.2826 | 0.1590 | 0.2437 | 0.1274 | 0.0273 |
| 2009 | 0.6410 | 0.2777 | 0.1512 | 0.2176 | 0.1117 | 0.0215 |
| 2010 | 0.6025 | 0.2681 | 0.1375 | 0.1952 | 0.0968 | 0.0176 |
| 2011 | 0.6054 | 0.2705 | 0.1398 | 0.1972 | 0.0930 | 0.0180 |
| 2012 | 0.6009 | 0.2702 | 0.1381 | 0.1940 | 0.0901 | 0.0189 |
| 2013 | 0.5874 | 0.2620 | 0.1318 | 0.1728 | 0.0863 | 0.0148 |

资料来源：根据 2005—2013 年《中国卫生统计年鉴》数据整理而得。

表 3 - 17 显示了区域人均门诊次数的泰尔指数及其差距分解，2005—2013年，区域人均门诊次数的总体差距分别为 0.2368、0.1707、0.1613、0.1590、0.1512、0.1375、0.1398、0.1381、0.1318，这种总体差距在逐步缩小。进一步将这种产出非均等差距分解来看，区域内差距占据了很大比重，2005 年区域内差距泰尔指数为 0.1439，组内差距贡献率为 60.8%，而区域间差距仅为 0.0929，

表 3 - 17  人均门诊次数的泰尔指数及差距分解（2005—2013 年）

| 年份 | 东部 | 中部 | 西部 | 区域内差距 | 区域间差距 | 总体差距 | 组内贡献率 | 组间贡献率 |
|------|------|------|------|------|------|------|------|------|
| 2005 | 0.2191 | 0.0139 | 0.0450 | 0.1439 | 0.0929 | 0.2368 | 60.8% | 39.2% |
| 2006 | 0.1595 | 0.0114 | 0.0389 | 0.1023 | 0.0684 | 0.1707 | 59.9% | 40.1% |
| 2007 | 0.1481 | 0.0107 | 0.0363 | 0.0948 | 0.0666 | 0.1613 | 58.7% | 41.3% |
| 2008 | 0.1493 | 0.0091 | 0.0333 | 0.0941 | 0.0649 | 0.1590 | 59.2% | 40.8% |
| 2009 | 0.1472 | 0.0097 | 0.0305 | 0.0914 | 0.0598 | 0.1512 | 60.5% | 39.5% |
| 2010 | 0.1265 | 0.0092 | 0.0247 | 0.0783 | 0.0593 | 0.1375 | 56.9% | 43.1% |
| 2011 | 0.1283 | 0.0093 | 0.0221 | 0.0789 | 0.0610 | 0.1398 | 56.4% | 43.6% |
| 2012 | 0.1246 | 0.0095 | 0.0254 | 0.0777 | 0.0605 | 0.1381 | 56.2% | 43.8% |
| 2013 | 0.1227 | 0.0095 | 0.0188 | 0.0744 | 0.0574 | 0.1318 | 56.5% | 43.5% |

资料来源：根据 2005—2013 年《中国卫生统计年鉴》数据整理而得。

组间差距贡献率为 39.2%。在区域内差距中，东部、中部、西部地区又分别显示出了不同，东部地区差距明显较大，泰尔指数为 0.2191，中西部差距较小，分别为 0.0139、0.0450。区域间差距也在不断缩小，2013 年下降至 56.5%。

表 3-18 显示了区域人均住院次数的泰尔指数及其差距分解，人均住院次数的区域差距相对来说较小。2005 年到 2013 年的总体泰尔指数值分别为 0.0650、0.0390、0.0334、0.0273、0.0215、0.0176、0.0180、0.0189、0.0148。2006 年之后，区域人均住院次数非均等程度有了很大的改善，之后逐年递减。在区域人均住院次数的泰尔指数分解中可以看到，区域内差距几乎占据了全部的比例，组内差距贡献率极高，且这种差距在不断上升，从 2005 年的组内差距贡献率73.6%上升到 2013 年的93.0%，这说明区域人均住院次数的非均等主要是由组内差距导致的。东部、中部、西部地区的组内差距依次为 0.0058、0.0041、0.0303，西部地区的人均住院次数差距尤为明显。通过区域人均门诊次数非均等、区域人均住院次数非均等反映出的这种区域差距也体现了地方医疗资源投入、居民经济状况的差异，这种产出的非均等也可能影响到基本医疗卫生的受益方面。

**表 3-18    人均住院次数的泰尔指数及差距分解（2005—2013 年）**

| 年份 | 东部 | 中部 | 西部 | 区域内差距 | 区域间差距 | 总体差距 | 组内贡献率 | 组间贡献率 |
|---|---|---|---|---|---|---|---|---|
| 2005 | 0.0615 | 0.0104 | 0.0570 | 0.0479 | 0.0171 | 0.0650 | 73.6% | 26.4% |
| 2006 | 0.0297 | 0.0058 | 0.0551 | 0.0309 | 0.0081 | 0.0390 | 79.3% | 20.7% |
| 2007 | 0.0256 | 0.0057 | 0.0502 | 0.0279 | 0.0055 | 0.0334 | 83.5% | 16.5% |
| 2008 | 0.0210 | 0.0033 | 0.0453 | 0.0238 | 0.0035 | 0.0273 | 87.2% | 12.8% |
| 2009 | 0.0179 | 0.0030 | 0.0353 | 0.0194 | 0.0021 | 0.0215 | 90.4% | 9.6% |
| 2010 | 0.0070 | 0.0039 | 0.0382 | 0.0164 | 0.0012 | 0.0176 | 93.2% | 6.8% |
| 2011 | 0.0055 | 0.0037 | 0.0427 | 0.0172 | 0.0008 | 0.0180 | 95.3% | 4.7% |
| 2012 | 0.0053 | 0.0033 | 0.0457 | 0.0182 | 0.0006 | 0.0189 | 96.8% | 3.2% |
| 2013 | 0.0058 | 0.0041 | 0.0303 | 0.0137 | 0.0010 | 0.0148 | 93.0% | 7.0% |

资料来源：根据 2005—2013 年《中国卫生统计年鉴》数据整理而得。

## 三、区域间基本医疗卫生服务受益均等化状况

通过各地区孕产妇死亡率（1/10 万）、人口死亡率的泰尔指数来衡量区域间基本医疗卫生服务受益非均等。尽管这两种指标并不能完全代表各地区的居民医疗卫生受益程度，但限于数据的可得性，这里仅对这两种指标进行分析。

从表 3 - 19 可以看出，不管是通过差异系数、基尼系数还是泰尔指数计算出的结果都显示出孕产妇死亡率非均等指数与人口死亡率非均等指数存在较大的差异。从区域孕产妇死亡率非均等程度来看，差异系数值一直大于 1，到 2013 年，孕产妇死亡率的差异系数、基尼系数、泰尔指数值分别为 1.3311、0.4173 、0.4225，这表明孕产妇死亡率指标的区域非均等程度是很高的且这种差距在不断扩大。进一步将这种差距进行分解来看，与其他指标相反，孕产妇死亡率的差距主要体现在区域间的差距。表 3 - 20 显示出，2005 年区域内差距为 0.1435，组内贡献率为 39.2%，而区域间差距为 0.2225、组间贡献率为 60.8%，到 2013 年，区域内差距、区域间差距分别占据了 59.0%、41.0%，西部地区内差距最为明显。这说明我国区域孕产妇死亡率差距问题日趋严重，尤其是在广大西部地区，由于交通、地理位置、经济发展等因素的限制，孕产妇保健问题依旧是个难题，需要重点关注。

表 3 - 19　　　　　区域受益非均等指数（2005—2013 年）

| 年份 | 孕产妇死亡率（1/10 万） | | | 人口死亡率 | | |
|---|---|---|---|---|---|---|
| | CV | Gini | Theil | CV | Gini | Theil |
| 2005 | 1.0672 | 0.4402 | 0.3660 | 0.1088 | 0.0606 | 0.0058 |
| 2006 | 1.0119 | 0.4230 | 0.3340 | 0.1062 | 0.0587 | 0.0056 |
| 2007 | 1.1541 | 0.4285 | 0.3738 | 0.1027 | 0.0570 | 0.0052 |
| 2008 | 1.2497 | 0.4316 | 0.4032 | 0.1227 | 0.0685 | 0.0074 |
| 2009 | 1.3718 | 0.4397 | 0.4464 | 0.1170 | 0.0650 | 0.0068 |
| 2010 | 1.1508 | 0.4075 | 0.3567 | 0.1137 | 0.0627 | 0.0064 |
| 2011 | 1.4033 | 0.4551 | 0.4742 | 0.1294 | 0.0713 | 0.0084 |
| 2012 | 1.4608 | 0.4659 | 0.5016 | 0.1317 | 0.0720 | 0.0087 |
| 2013 | 1.3311 | 0.4173 | 0.4225 | 0.1238 | 0.0684 | 0.0076 |

资料来源：根据 2005—2013 年《中国卫生统计年鉴》数据整理而得。

表 3 − 20　　孕产妇死亡率（1/10 万）的泰尔指数及差距分解（2005—2013 年）

| 年份 | 东部 | 中部 | 西部 | 区域内差距 | 区域间差距 | 总体差距 | 组内贡献率 | 组间贡献率 |
|---|---|---|---|---|---|---|---|---|
| 2005 | 0.1348 | 0.0317 | 0.1803 | 0.1435 | 0.2225 | 0.3660 | 39.2% | 60.8% |
| 2006 | 0.1383 | 0.0132 | 0.1739 | 0.1327 | 0.2014 | 0.3340 | 39.7% | 60.3% |
| 2007 | 0.0836 | 0.0189 | 0.2288 | 0.1620 | 0.2118 | 0.3738 | 43.3% | 56.7% |
| 2008 | 0.0714 | 0.0255 | 0.3007 | 0.2037 | 0.1995 | 0.4032 | 50.5% | 49.5% |
| 2009 | 0.0959 | 0.0312 | 0.3740 | 0.2540 | 0.1924 | 0.4464 | 56.9% | 43.1% |
| 2010 | 0.0992 | 0.0598 | 0.2992 | 0.2053 | 0.1515 | 0.3567 | 57.5% | 42.5% |
| 2011 | 0.1264 | 0.0193 | 0.3701 | 0.2603 | 0.2139 | 0.4742 | 54.9% | 45.1% |
| 2012 | 0.2137 | 0.0392 | 0.4243 | 0.3096 | 0.1920 | 0.5016 | 61.7% | 38.3% |
| 2013 | 0.0826 | 0.0146 | 0.3815 | 0.2494 | 0.1731 | 0.4225 | 59.0% | 41.0% |

资料来源：根据 2005—2013 年《中国卫生统计年鉴》数据整理而得。

由表 3 − 21 可以看出，区域人口死亡率差距显示出了不同的变化趋势。2013 年，区域人口死亡率的差异系数、基尼系数和泰尔指数值分别为 0.1238 、0.0684、0.0076，与孕产妇死亡率指标相比较，这一区域差异是很小的，几乎接近于均等化。将区域人口死亡率的泰尔指数分解发现，这种差距几乎全部是由于组内差距所造成的，并且一直处于稳定的比例。这说明在我国，人口死亡率的区域差距并不是很大，原因可能在于新中国成立以来，我国对基本医疗卫生事业不断进行投入、医疗技术的发达，加之经济的发展使得人民生活水平显著提升，人口死亡率得到显著降低，区域之间趋向于均等化。

表 3 − 21　　人口死亡率的泰尔指数及差距分解（2005—2013 年）

| 年份 | 东部 | 中部 | 西部 | 区域内差距 | 区域间差距 | 总体差距 | 组内贡献率 | 组间贡献率 |
|---|---|---|---|---|---|---|---|---|
| 2005 | 0.0052 | 0.0033 | 0.0073 | 0.0053 | 0.0004 | 0.0058 | 92.2% | 7.8% |
| 2006 | 0.0067 | 0.0038 | 0.0053 | 0.0054 | 0.0002 | 0.0056 | 97.3% | 2.7% |
| 2007 | 0.0063 | 0.0033 | 0.0054 | 0.0051 | 0.0001 | 0.0052 | 99.0% | 1.0% |
| 2008 | 0.0068 | 0.0053 | 0.0091 | 0.0071 | 0.0003 | 0.0074 | 95.5% | 4.5% |

续表

| 年份 | 东部 | 中部 | 西部 | 区域内差距 | 区域间差距 | 总体差距 | 组内贡献率 | 组间贡献率 |
|------|------|------|------|------------|------------|----------|------------|------------|
| 2009 | 0.0073 | 0.0056 | 0.0063 | 0.0064 | 0.0003 | 0.0068 | 95.1% | 4.9% |
| 2010 | 0.0095 | 0.0037 | 0.0036 | 0.0058 | 0.0006 | 0.0064 | 90.5% | 9.5% |
| 2011 | 0.0103 | 0.0027 | 0.0105 | 0.0081 | 0.0003 | 0.0084 | 96.8% | 3.2% |
| 2012 | 0.0096 | 0.0032 | 0.0124 | 0.0086 | 0.0001 | 0.0087 | 98.9% | 1.1% |
| 2013 | 0.0083 | 0.0043 | 0.0095 | 0.0075 | 0.0001 | 0.0076 | 98.7% | 1.3% |

资料来源：根据 2005—2013 年《中国卫生统计年鉴》数据整理而得。

# 第四章　财政分权对基本医疗卫生均等化程度的影响：实证分析

## 第一节　财政分权对城乡基本医疗卫生服务均等化的影响——基于省级数据的分析

### 一、实证方法与模型设定

#### （一）静态模型的设定

利用面板数据（panel data）不仅可以同时利用截面数据和时间序列数据来建立所研究的模型，而且可以通过控制无法观察的重要变量对模型因变量在模型中的影响方式来获得模型的有效估计结果。因此，利用面板数据建立模型能够更好地识别和度量那些在单纯利用截面或时间序列数据模型所无法观察的影响因素。本书使用的是2005—2013年的31个省份的省级面板数据。

对于面板数据的处理，有两种策略：一种是将其看成是截面数据而进行混合回归（Pooled Regression），即要求样本中的每个个体都拥有完全相同的回归方程，本书首先建立混合回归模型如下：

$$Unequal\_health_{it} = \partial_i + \beta_1 FDC_{it} + \beta_2 X_{it} + u_{it} \ (i=1,\ \cdots,\ 31；\ t=1,\ \cdots,\ 11)$$

$$(4-1)$$

其中，$Unequal\_health_{it}$为i省在t年的基本医疗卫生服务城乡非均等指数，$FDC_{it}$为i省在t年的财政分权程度，本节具体指省级财政支出分权程度；$\beta_1$是主要关注的系数，代表财政分权程度对城乡基本医疗卫生服务均等的边际影响，$X_{it}$为其他控制变量，包括各省转移支付率、财政供给率、地方政府竞争程度、人均GDP、人口密度、老龄化程度、城市化程度。如果模型是设定正确的，解

释变量 $X_{it}$ 与误差项 $u_{it}$ 不相关，那么模型参数的混合最小二乘估计量（Pooled OLS）就是一致估计量。

另一种方法，是为每个个体估计一个单独的回归方程。前者忽略了个体间不可观测或被遗漏的异质性（Heterogeneity），而后者忽略了个体间的共性。因此，在实践中常采用折中的估计策略，即假定个体的回归方程拥有相同的斜率，但可以有不同的截距项，以此来捕捉异质性，这种模型被称为"个体效应模型"（Individual – Specific Effects Model），"个体效应"以两种不同的形态存在：一种视其为不随时间改变的固定性因素，相应的模型称为"固定效应"模型（Fixed Effects Model，FE）；另一种视其为随机因素，相应的模型称为"随机效应"模型（Random Effects Model，RE）。简言之，固定效应模型与随机效应模型的差别在于其个体效应的设定上。究竟该用固定效应模型还是随机效应模型？这是一个根本问题。

在固定效应（Fixed Effects）与随机效应（Random Effects）的模型选择中，考虑应用个体固定效应模型，原因在于，各地区经济和社会发展基础存在差异，不同地区、不同层级政府对基本医疗卫生服务的重视程度、投资偏好也有所不同，需要用固定效应控制这些无法观测的特征。此外，不适用于随机效应模型的一般情况，研究中所使用数据来源于我国统计年鉴中 31 个省份（地区）相关指标，不存在对总体进行随机抽样。因此本书使用固定效应模型，并且在进行实证检验后，使用豪斯曼检验（Hausman Test）对模型形式进行检验，以验证我们的模型设定。个体固定效应模型如下：

$$Unequal\_health_{it} = \partial_i + \beta_1 FDC_{it} + \beta_2 X_{it} + u_i + \varepsilon_{it} \ (i = 1, \cdots, 31; \ t = 1, \cdots, 11)$$

$$(4-2)$$

其中，$u_i$ 是与省份相关的不可观测因素，$\varepsilon_{it}$ 是随机扰动项。$\beta_1$ 是主要关注的系数。如果财政分权对城乡基本医疗卫生服务非均等有影响，则 $\beta_1$ 应该是显著的；$\beta_1$ 取值的大小，反映了财政分权对城乡基本医疗卫生服务非均等程度的影响是否明显，$\beta_1$ 越大，代表财政分权程度的影响越大；$\beta_1$ 取值的正与负，反映了财政分权的影响是否有益。

（二）动态模型的设定——广义矩估计（GMM）

前面的静态面板数据模型，能够较好地解决各个省份之间的个体效应和一些主要解释变量的内生性问题，并且可能得到一个稳健和无偏的结论。但是众所周知，任何经济变量本身都会有一定的惯性，前一期的结果往往会对后一期的结果产生一定的影响，医疗卫生资源的投入，不管是医生数、卫生人员数还是医疗机构的床位数都是一个动态的过程，前期的投入可能对当期后期的投入产生影响，引入滞后一期的被解释变量作为自变量可以控制这种动态的累积效应，因此可以构建动态面板数据模型来进行研究。但是引入动态面板数据模型带来一个问题即引入滞后因变量作为解释变量放在方程的右边会产生如下两个问题：一是内生性问题，二是误差项存在移动平均过程。我们知道，个体效应是影响整个时期期限内的因变量，因此传统的固定效应模型的 OLS 估计无法解决这种内生问题。

为了解决动态面板数据模型的内生问题，我们采用 GMM 估计方法进一步验证在动态面板数据模型下财政分权对城乡医疗卫生资源均等程度的影响。Arellano 和 Bond（1991）等人提出的广义矩估计估计方法（GMM）原理是首先通过差分来消除不可观察的时间和固定效应，然后再利用一阶差分方程中的相应变量的滞后项作为工具变量来解决内生性问题，因此该方法可以有效解决动态面板数据模型估计中存在的内生性问题和样本异质性问题带来的估计偏误。

动态面板 GMM 估计的有效性取决于解释变量滞后项作为工具变量是否有效。有效的工具变量需要满足两个条件：第一，与内生变量高度相关；第二，与误差项不相关。我们可以采用两种方法来判定工具变量是否有效。第一种是采用 Sargan 过度识别检验来判断工具变量的有效性，第二种是检验误差项是否存在二阶序列自相关。模型设定如下：

$$\text{Unequal\_ health}_{it} = \partial_i + \beta_0 \text{Unequal\_ Health}_{it-1} + \beta_1 \text{FDC}_{it} + \beta_2 X_{it} + u_i + \varepsilon_{it}$$

$$(4-3)$$

$$\Delta \text{Unequal\_health}_{it} = \beta_0 \Delta \text{Unequal\_Health}_{it-1} + \beta_1 \Delta \text{FDC}_{it} + \beta_2 \Delta X_{it} + \Delta u_i + \Delta \varepsilon_{it}$$

$$(4-4)$$

其中 $\text{Unequal\_Health}_{it-1}$ 为城乡基本医疗卫生服务非均等的滞后项，调整系数 $\beta_0$ 刻画了上一期城乡医疗卫生资源投入对当期投入的影响进而导致均等程度的影响，不仅可以衡量医疗卫生投入的非均等指数变化程度，也可以反映对某些经济因素的敏感程度，其他解释变量和前面静态面板模型相同。

## 二、变量选取与数据来源

（一）因变量 —— 城乡基本医疗卫生服务非均等指数

本书在第三章构建了城乡基本医疗卫生服务指标体系，并分析了全国层面投入非均等、产出非均等、受益非均等的现状。然而，限于数据的可得性，我们无法找到在各省级层面分城乡的产出指标与受益指标。因此，本书最终选取了三个代表性的投入指标，代表城乡基本医疗卫生服务水平，并分别计算城乡每千人医生非均等指数、城乡每千人卫生技术人员非均等指数、城乡每千人医疗机构床位非均等指数。数据来源于 2003—2013 年《中国卫生和计划生育统计年鉴》。具体指标计算如下：

城乡每千人医生非均等 = 城市每千人医生数／农村每千人医生数

城乡每千人床位非均等 = 城市每千人医院床位数／农村每千人医院床位数

城乡每千人卫技人员非均等 = 城市每千人卫技人员数／农村每千人卫技人员数

（二）主要自变量 —— 财政分权

在研究财政分权对城乡基本医疗卫生资源非均等影响的过程中，本书参照乔宝云（2002）的方法构造了省级层面的财政分权指标：省级财政支出分权 = 各省预算内人均本级财政支出 ÷（各省预算内人均本级财政支出 + 中央预算内人均本级财政支出），地方政府本级财政收入和支出都是扣除转移支付后的项目。这个指标不仅是实际分权度的一种度量，还可以反映地方政府支出和相对规模。相关财政数据来源于 2003—2013 年《中国财政统计年鉴》。具体指标计算过程如下：

$$FDC_{it} = \frac{\dfrac{FE_{it}}{P_{it}}}{\dfrac{FE_{it}}{P_{it}} + \dfrac{CFE_t}{P_t}} \tag{4-5}$$

i 表示第 i 个省，t 表示第 t 年，$FDC_{it}$ 表示第 i 个省第 t 年的财政支出分权程度，$FE_{it}$ 表示第 i 个省第 t 年的本级财政支出，$P_{it}$ 表示第 i 个省第 t 年的总人口数，$\dfrac{FE_{it}}{P_{it}}$ 表示第 i 个省第 t 年花费的人均财政支出。$CFE_t$ 表示第 t 年中央本级财政支出，$P_t$ 表示第 t 年的全国人口数量，$\dfrac{CFE_t}{P_t}$ 表示中央本级人均财政支出。以上财政支出均为预算内财政支出。该公式的经济含义是指第 t 年全国花费在单个居民上的财政支出中 i 省负担的部分，表明 i 省财政支出权力。FDC 越大说明财政支出权力越大，分权程度越高，$0 < FDC < 1$。

（三）其他控制变量

考虑到除了财政分权，还有其他因素会影响医疗卫生资源的配置，我们尝试着引入一些社会经济变量作为控制变量，以消除其他因素的影响，数据来源于 2003—2013 年《中国统计年鉴》。如表 4 - 1 显示，主要控制变量包括：

1. 财政自给率。财政自给率＝省预算内财政收入÷省预算内财政支出。此处的预算内财政支出和收入不包括向下或向上的转移支付。财政自给率度量了地方政府用自有收入维持其履行公共职责所需的财政支出的能力。如果一个地区政府能够通过其自身财政收入来满足财政支出的需要，则说明该地区的财政自给能力较强，相应的，就越可能增加医疗卫生经费的投入来适应居民的需求，但也可能有更多的资源被用在彰显政绩的工程或行政支出上（World Bank，2006），从而挤占了对医疗卫生资源等方面的投入。因此财政自给率是否提升了公共物品供给的效率仍然有待实证检验。

2. 转移支付率。转移支付率主要衡量中央政府对省级政府的转移支付比率，包括一般转移支付和专项转移支付，通过计算本省转移支付占地方政府财政支出的比重来计算。政府间的转移支付主要是为了平衡各地区由于地理环境不同或经济发展水平不同而产生的政府收入的差距，以保证地方政府能够尽量按照国家统一的标准提供某种公共服务，从这一意义上来说，它有利于缓解地区之间的差距。

3. 地方政府竞争程度。与国内资本相比，地方政府更热衷于吸引外商的直接投资（FDI），原因在于吸引外商投资可直接为地区经济发展缺口注入大量资本，从而快速促进地方经济发展。同时，外商直接投资所包含的大量生产和管理技术会产生多方面的外溢效应，这也可能对地方经济增长有积极的作用（姚树洁、冯根福等，2005）。张恒龙（2006）的研究显示分权改革后，地方政府为了吸引外商直接投资实施税收减免，造成税收收入的减少，相应地减少了对地区公共卫生服务的投入，这对贫困地区的影响作用尤为突出。

4. 人均 GDP。用该省份（地市）剔除掉价格因素的人均 GDP 的自然对数。GDP 一般用来衡量一个地区的经济发展水平和市场化水平，一般来讲，经济越发达，财政能力越强，政府也就有能力提供较多的医疗卫生经费，从而使该地区的医疗卫生资源投入增加。

5. 人口密度。Grossman（1999）认为管理和监督成本与地区的人口密度呈负相关，也就是存在规模经济的问题，这意味着人口密度越高的地区，地方政府提供公共服务越容易出现规模经济效率，进而导致效率的提高。而在 DeBorger & Kerstens（1996）的研究中，亦指出人口密度对地方政府效率有显著的正影响。

6. 老龄化程度。为了克服由需求引致的供给因素干扰，研究中还控制了地区老龄化程度，原因在于，从生命周期角度来看，大多数的医疗需求都发生在老年时期，不同地区的老龄化程度差异可能是影响地方政府医疗卫生服务供给行为的因素之一（余显财、朱美聪，2015）。老龄化程度由 65 岁以上老年人口比例除以各省总人口数来计算得到。

7. 城市化程度。通过城市人口占总人口比例来衡量。衡量城市化水平的方法有单一指标法与综合指标法两种，通常选用单一指标法，然而由于城镇人口数据并非每年都能获得，而非农人口占总人口的比重数据则比较容易得到，因此这里用农业人口代替农村人口，非农业人口代替城镇人口，以户籍统计的各地区非农业人口在总人口中的比重来衡量城市化程度。

表 4 - 1　　　　　　　　　　　解释变量描述

| 变量 | 定义 | 平均值 | 标准差 | 最小值 | 最大值 |
|---|---|---|---|---|---|
| FDC | 省级财政支出分权（%） | 81.624 | 0.081 | 56.435 | 96.142 |
| Unequal_Bed | 城乡每千人床位非均等 | 2.404 | 0.731 | 0.329 | 6.130 |
| Unequal_Med | 城乡每千人卫技人员非均等 | 2.439 | 0.715 | 1.045 | 4.942 |
| Unequal_Doc | 城乡每千人医生数非均等 | 2.272 | 0.668 | 0.734 | 5.303 |
| FSF | 财政自给率（%） | 41.406 | 0.180 | 5.055 | 89.205 |
| Transfer | 转移支付率（%） | 2.546 | 1.112 | 0.570 | 7.580 |
| FDI | 吸引外商投资比重（%） | 3.135 | 0.046 | 0.018 | 21.592 |
| LnGDP | 人均 GDP（Ln） | 9.960 | 0.688 | 8.190 | 11.509 |
| LnPopDen | 人口密度（Ln） | 5.267 | 1.479 | 0.796 | 8.245 |
| Ageing | 老龄化程度（%） | 8.894 | 1.820 | 4.824 | 16.375 |
| Urbanization | 城市化程度（%） | 48.592 | 15.247 | 20.111 | 89.600 |

## 三、实证结果与分析

（一）描述性分析

为了直观地反映财政分权与城乡基本医疗卫生服务发展非均等的关系，我们分别画出了财政分权与城乡每千人医生非均等指数、城乡每千人卫技人员非均等指数、城乡每千人医疗结构床位非均等指数之间的散点图，从图4-1可以看出，财政分权与城乡基本医疗卫生服务非均等的三个指标都存在一定的正相关关系，这是否意味着财政分权程度越高，城乡每千人医生、卫生技术人员以及床位数的非均等程度越大？当然，考虑到还有其他因素可能会影响城乡基本医疗卫生资源的配置，需要进一步通过更严格的计量模型来进行回归分析，以识别财政分权是否能够导致城乡医疗卫生的非均等。

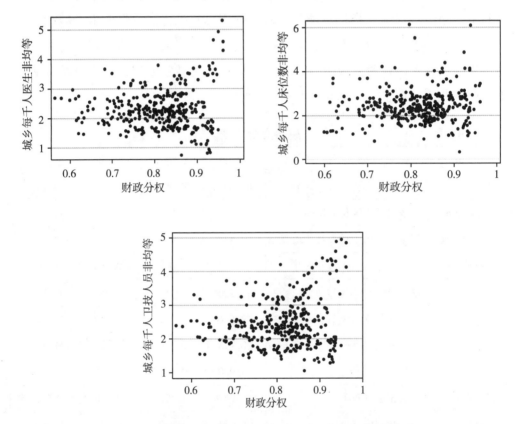

**图4-1 财政分权与城乡基本医疗卫生服务非均等散点图**

（二）静态面板模型的估计结果

从表4-2中回归结果来看，财政分权对城乡医疗卫生服务供给非均等程度存在正向影响，也就是财政分权程度越高，城乡基本医疗卫生服务供给越不均衡。具体来说，在混合OLS回归中，模型（1）、模型（4）、模型（7）都显示出了财政分权对城乡每千人医疗机构床位非均等指数、城乡每千人卫技人员非均等指数、城乡每千人医生非均等指数有显著正影响。然而，混合OLS忽略了个体间不可观测或被遗漏的异质性，这种结果可能存在很大的偏误。进一步通过固定效应与随机效应模型的选择来判断财政分权对城乡医疗卫生服务供给非均等程度的影响。从模型（2）与模型（3）来看，Hausman 检验结果（$p < 0.1$）显示应选择固定效应模型结果，得出财政分权对城乡每千人医疗机构床位非均等指数存在正向影响，且财政分权程度每提高 1 个单位，城乡每千人医生非均等指数上升 3.906 个单位。在对财政分权与城乡每千人卫技人员非均等影响的回归中，固定效应与随机效应模型回归得出的系数均为正值，但固定效应模型回归得出的结果并不显著。在模型（8）和模型（9）中，Hausman 检验的 P 值（$p < 0.01$）依然支持固定效应模型得出的结果，财政分权对城乡每千人医生数非均等存在正影响，财政分权程度每提高 1 个单位，城乡每千人医院非均等指数上升 5.334 个单位（$p < 0.01$）。

从以上回归结果来看，财政分权显著扩大了城乡基本医疗卫生服务供给的非均等程度，可能的原因是：第一，随着财政分权体制改革，使地方政府的财政支出自由度增加，这样会使地方政府根据激励方向来改变财政支出方向，在基于经济增长的官员晋升制度和绩效考核制度下，地方政府行为可能存在扭曲，换言之，政治集权与经济分权相结合的治理模式会导致地方政府单纯为追求增长而竞争，从而忽视了对医疗卫生资源投入的改善，尤其是对农村地区的投入；第二，地方政府在了解基本医疗卫生资源方面的需求方面并不具备显著的信息优势，尤其是对了解农村居民的医疗需求方面并没有显著的提高，这也可能是导致城乡医疗卫生服务供给差异扩大的原因之一。

从其他控制变量来看，也有部分因素对城乡医疗卫生资源非均等程度产生影响。财政自给率对城乡每千人医生数、卫技人员数非均等存在显著负影响。一般来说，一个地区的财政自给率代表了本地财政收入能够弥补支出的能力，因此在财政自给能力更高的地区，地方政府相对有更多的资金投入到医疗资源等民生建设领域中，一定程度上减少了城乡之间医疗资源配置之间的差异。转移支付率对城乡基本医疗卫生服务供给非均等的作用并不明确，从结果上来看，转移支付率对城乡每千人床位数非均等存在正相关，而与城乡每千人卫技人员、医生数非均等存在负相关，且这些影响作用并不显著。可能原因在于研究中并未对转移性支付做出区分，对医疗卫生领域的专项转移支付可能缓解城乡间基本医疗卫生服务供给的差距，但对于一般性转移支付，由于未对资金支出领域做出明确的规定，地方政府可能基于地方经济竞争的目的，将这些资金用于有利于经济建设的政绩工程方面。因此，转移支付对缓解城乡基本医疗卫生服务非均等的作用可能小于政策预期。地方政府竞争程度在这里是利用各省吸引外资投资总额占全国吸引外资投资总额的比重来计算的，该指标显示了各省份对地区经济发展的重视程度，模型中结果与预期较一致，地方政府竞争加剧了城乡基本医疗卫生服务供给的非均等，这种作用在城乡每千人卫技人员、医生非均等程度上表现得尤为显著。由此说明政府之间的竞争的确加剧了城乡之间的非均等，然而该指标仅仅解释了地方政府竞争的很小一部分作用。在其他社会经济因素方面，笔者还关注了人均 GDP、人口密度、老龄化程度、城市化程度的影响。模型（8）结果显示人均 GDP 的对数对城乡每千人床位数非均等存在一定的负影响作用，而对城乡每千人医生数非均等存在显著的负向作用。城市化程度与城乡每千人医疗机构床位数非均等、城乡每千人医生、卫技人员非均等都存在显著的负影响。城市化程度每上升 1%，城乡基本医疗卫生服务供给非均等分别下降 0.045 个单位（p < 0.1），0.017 个单位（p < 0.01），0.046 个单位（p < 0.01）。这说明在城市化程度更高的地区、经济更发达的地区，城乡之间医疗资源配置的差异越小。地区老龄化程度显示出对城乡每千人床位数非均等的显著负影响，对城乡每千人卫技人员非均等指数、城乡每千人医生非均等指数的作用并不显著。

（三）动态面板模型的估计结果

以上静态面板回归结果显示财政分权程度会显著增加城乡医疗资源配置非均等的差异，但我们必须对此结果保持警惕。原因在于：第一，固定效应只能解决那些不随时间变化的遗漏变量的内生性问题，所以，我们不能简单地根据上述结果判断财政分权的提高必然会增加城乡医疗资源配置非均等的程度；第二，面板数据也和时间序列数据一样，可能存在着序列相关性问题和异方差问题，这可能导致估计出现偏误；第三，财政分权与地区医疗资源的投入可能存在反向的因果关系。如果上面这三种情况确实存在的话，那么以上静态模型的估计结果将会是有偏的。基于此，本书通过动态面板模型，引入滞后工具变量来分析财政分权对城乡基本医疗卫生服务非均等的影响。表 4-3 分别报告了差分 GMM 与系统 GMM 的回归结果。从二阶序列相关以及 Sargen 检验的 P 值来看，表中 6 个模型均不存在二阶序列相关，且工具变量是有效的。但考虑到进行差分 GMM 估计时不仅会损失样本信息量，而且容易出现弱工具变量导致样本偏差问题，通过系统 GMM 方法将差分方程和水平方程的变量来构造工具变量可能更有效（Arellano & Bower，1995）。

表4-2　财政分权对城乡基本医疗卫生服务均等化的影响（混合OLS、固定效应、随机效应模型）

| 城乡医疗卫生资源配置非均等 | 城乡每千人床位数非均等 | | | 城乡每千人卫技人员非均等 | | | 城乡每千人医生非均等 | | |
| --- | --- | --- | --- | --- | --- | --- | --- | --- | --- |
| | 模型（1） | 模型（2） | 模型（3） | 模型（4） | 模型（5） | 模型（6） | 模型（7） | 模型（8） | 模型（9） |
| | OLS | FE | RE | OLS | FE | RE | OLS | FE | RE |
| 省级支出分权 | 2.625** (1.220) | 3.906* (2.023) | 3.301** (1.528) | 6.045*** (0.906) | 1.312 (1.133) | 2.006** (1.022) | 5.334*** (0.794) | 0.098* (1.107) | 1.681* (0.952) |
| 财政自给率 | -0.355 (0.626) | 1.020 (1.222) | 0.424 (0.894) | 0.737 (0.465) | -1.463** (0.684) | -0.788 (0.623) | 1.452*** (0.407) | -1.233* (0.669) | -0.109 (0.572) |
| 转移支付率 | 10.697** (4.348) | 12.874 (11.031) | 10.039 (6.338) | 2.790 (3.229) | -8.473 (6.179) | -7.155 (4.813) | 4.564 (2.830) | -2.992 (6.039) | -3.240 (4.210) |
| 地方政府竞争程度 | 1.603 (1.289) | 1.073 (5.510) | 0.102 (2.165) | 1.507 (0.957) | 0.561*** (3.086) | -0.872 (1.850) | 1.052 (0.839) | 1.204*** (3.016) | 1.195 (1.518) |
| 人均GDP（Ln） | -0.355*** (0.137) | -0.043 (0.250) | -0.398* (0.158) | -0.193* (0.102) | 0.199 (0.140) | 0.164 (0.105) | -0.157* (0.089) | -0.489** (0.137) | 0.199** (0.097) |
| 人口密度（Ln） | 0.009 (0.057) | -1.524 (0.981) | -0.024 (0.092) | 0.007 (0.042) | -0.229 (0.550) | -0.055 (0.081) | -0.027 (0.037) | -0.730 (0.537) | -0.088 (0.065) |
| 老龄化程度 | -0.164*** (0.029) | -0.104** (0.048) | -0.118*** (0.038) | -0.128*** (0.022) | 0.006 (0.027) | -0.019 (0.024) | -0.117*** (0.019) | 0.019 (0.026) | -0.019 (0.023) |
| 城市化程度 | 0.012** (0.006) | -0.045* (0.027) | 0.005 (0.010) | -0.034*** (0.004) | -0.017 (0.015) | -0.022*** (0.008) | -0.040*** (0.004) | -0.046*** (0.015) | -0.034*** (0.007) |
| 常数项 | 4.438*** (0.805) | 10.320** (4.977) | 4.178*** (0.835) | 1.762*** (0.598) | 2.555 (2.788) | 1.252** (0.595) | 1.881*** (0.524) | 4.135 (2.725) | 1.276** (0.524) |

续表

| 城乡医疗卫生资源配置非均等 | 城乡每千人床位数非均等 | | | 城乡每千人卫生人员非均等 | | | 城乡每千人医生非均等 | | |
|---|---|---|---|---|---|---|---|---|---|
| | 模型（1）<br>OLS | 模型（2）<br>FE | 模型（3）<br>RE | 模型（4）<br>OLS | 模型（5）<br>FE | 模型（6）<br>RE | 模型（7）<br>OLS | 模型（8）<br>FE | 模型（9）<br>RE |
| 样本量 | 341 | 341 | 341 | 341 | 341 | 341 | 341 | 341 | 341 |
| 卡方值 | | | 14.39 | | | 46.07 | | | 52.22 |
| Hausman 检验（P 值） | | | 0.0447 | | | 0.0000 | | | 0.0000 |

注：* 表示在 10% 统计水平上显著，** 表示在 5% 统计水平上显著，*** 表示在 1% 的统计水平上显著。

**表 4 - 3　财政分权对城乡基本医疗卫生服务均等化的影响（差分 GMM、系统 GMM）**

| 城乡医疗卫生资源配置非均等 | 城乡每千人床位数非均等 | | 城乡每千人卫技人员非均等 | | 城乡每千人医生非均等 | |
|---|---|---|---|---|---|---|
| | 模型（10）<br>DIF - GMM | 模型（11）<br>SYS - GMM | 模型（12）<br>DIF - GMM | 模型（13）<br>SYS - GMM | 模型（14）<br>DIF - GMM | 模型（15）<br>SYS - GMM |
| 被解释变量滞后一期 | -0.098 *** | -0.020 *** | -0.402 *** | 0.084 *** | -0.358 *** | 0.063 *** |
| | (0.015) | (0.005) | (0.016) | (0.008) | (0.024) | (0.013) |
| 省级支出分权 | 3.186 * | 2.315 *** | 0.794 | 0.915 | 1.264 *** | 0.798 ** |
| | (1.873) | (0.530) | (0.560) | (0.600) | (0.445) | (0.379) |
| 财政自给率 | 1.218 * | 2.117 *** | -0.688 ** | -0.047 | 0.069 | 0.373 |
| | (0.713) | (0.357) | (0.289) | (0.203) | (0.266) | (0.424) |
| 转移支付率 | 0.311 | 8.599 ** | -9.148 ** | -2.731 | -4.596 | 0.938 |
| | (9.787) | (3.944) | (4.356) | (2.432) | (4.046) | (2.364) |
| 地方政府竞争程度 | 1.636 *** | 0.072 ** | 1.904 *** | 2.606 | -3.971 *** | 0.933 |
| | (2.242) | (2.522) | (1.559) | (1.791) | (1.515) | (2.204) |

续表

| 城乡医疗卫生资源配置非均等 | 城乡每千人床位数非均等 | | 城乡每千人卫技人员非均等 | | 城乡每千人医生非均等 | |
| --- | --- | --- | --- | --- | --- | --- |
| | 模型（10） | 模型（11） | 模型（12） | 模型（13） | 模型（14） | 模型（15） |
| | DIF-GMM | SYS-GMM | DIF-GMM | SYS-GMM | DIF-GMM | SYS-GMM |
| 人均 GDP（Ln） | -0.042 | -0.358*** | 0.244*** | 0.339*** | 0.178** | 0.415*** |
| | (0.101) | (0.044) | (0.061) | (0.042) | (0.071) | (0.041) |
| 人口密度（Ln） | -4.474*** | -0.421*** | 2.039*** | -0.179*** | 0.780 | -0.182*** |
| | (1.077) | (0.041) | (0.616) | (0.063) | (0.690) | (0.026) |
| 老龄化程度 | 0.073** | -0.001 | 0.050*** | 0.023 | 0.059*** | 0.021 |
| | (0.036) | (0.024) | (0.017) | (0.018) | (0.013) | (0.014) |
| 城市化程度 | -0.028 | 0.005 | -0.025** | -0.038*** | -0.032** | -0.055*** |
| | (0.024) | (0.004) | (0.010) | (0.009) | (0.013) | (0.005) |
| 常数项 | 25.222*** | 5.190*** | -9.179*** | 0.727 | -2.753 | 0.572** |
| | (5.724) | (0.217) | (3.076) | (0.487) | (3.450) | (0.250) |
| 样本量 | 279 | 310 | 279 | 310 | 279 | 310 |
| AR（1）P 值 | 0.1339 | 0.0992 | 0.1636 | 0.0722 | 0.4090 | 0.0518 |
| AR（2）P 值 | 0.5904 | 0.1032 | 0.3232 | 0.9727 | 0.2570 | 0.9490 |
| Sargen 检验 P 值 | 0.3252 | 0.4546 | 0.3741 | 0.4666 | 0.2211 | 0.8321 |

注：（1）＊表示在 10% 统计水平上显著，＊＊表示在 5% 统计水平上显著，＊＊＊表示在 1% 的统计水平上显著。

（2）差分 GMM、系统 GMM 通过两步（two step）命令来进行计算。

从模型（11）、模型（13）、模型（15）的系统 GMM 回归结果来看，财政分权依然显示出了对城乡每千人床位非均等、城乡每千人医生非均等的显著正影响，而对城乡每千人卫技人员非均等的作用变得不显著了。具体来说，财政支出分权每提升 1%，城乡每千人床位非均等程度增加 2.315 个单位（p <0.01），城乡每千人医生非均等程度增加 0.798 个单位（p < 0.05）。模型（11）、模型（15）的结果也进一步验证了前文在静态模型回归中得出的结果是一致有效的。从其他控制变量的回归结果来看，财政自给率、转移支付率对城乡每千人床位数非均等程度存在显著的正影响，财政自给率、转移支付率每提高 1 个单位，城乡每千人床位非均等程度分别增加 2.117 个单位（p < 0.01）、8.559 个单位（p < 0.05），而这两个变量对城乡每千人卫技人员、医生数的非均等程度并不存在显著影响。地方政府竞争程度依然显示出了对城乡每千人床位数、卫技人员数、医生数非均等的正向影响，但这种作用变得不太显著。其他社会经济控制变量与静态面板模型的估计较为一致。

## 四、研究结论

本节利用《中国统计年鉴》《中国卫生和计划生育统计年鉴》2003—2013年数据分析了财政分权对城乡基本医疗卫生服务非均等的影响。结合静态面板模型和动态面板模型的综合分析，我们发现在控制了一系列的变量后，省级层面的财政支出分权确实对城乡基本医疗卫生服务投入方面的非均等程度存在一定的影响，包括城乡每千人医疗机构床位数非均等、城乡每千人卫生技术人员非均等、城乡每千人医生数非均等。通过对混合 OLS 回归、固定效应模型回归、随机效应模型回归的比较得出静态模型回归的结果：省级财政支出分权每增加 1个单位，城乡每千人医疗机构床位数非均等、每千人医生数非均等程度分别增加 3.906 个、0.098 个单位，对城乡每千人卫技人员非均等的影响作用并不显著。进一步比较差分 GMM 和系统 GMM 回归的结果也证实了这一结果的有效性，省级财政支出分权依然对城乡每千人医疗机构床位数非均等、每千人医生数非均等存在显著的正向影响。

出现上述结果可能有以下几方面原因：第一，激励性制度的缺位。我国的财政分权体制实际上是一种财政支出上的分权，收入上却高度集权。在官员锦标赛和 GDP 政绩考核的制度下，地方官员就会选择注重经济发展而忽视民生支出，尤其是农村无形公共服务的供给，如基本医疗卫生资源，这种长期的激励缺位加剧了城乡之间的非均等。第二，事权财权的划分没有明确的规定，在相关法律中只对中央政府及各种地方政府的财政权力做了原则上的规定，没有对各级政府所应承担的公共事务支出责任做出明确的划分。此外，针对省以下政府的税收分成也没有做出规定，使得本该属于县、乡政府的财政收入上移至省级政府，县乡财政能力难以为继，自然无力供给农村的基本医疗卫生服务。第三，城乡不同的财政体制安排也使得农村基本医疗服务供给缺乏资金支持。在农村，基本医疗卫生服务建设的资金主要由县、乡政府承担，农业税取消后，县、乡政府财力直线下降，据相关数据显示，县、乡政府占财政总收入的比重从 1994 年的 42.8% 下降到 2013 年的 23.5%，其中乡政府收入仅为总收入的 5.7%。

总的来说，本节利用我国省级层面数据分析了财政分权对城乡基本医疗卫生服务非均等的影响，并结合静态和动态模型回归证实了财政分权确实加剧了城乡之间的医疗卫生服务非均等。需要指出的是，由于未能获得省级层面分城乡医疗卫生产出类、受益类指标，这里没有分析财政分权对城乡基本医疗卫生服务产出非均等程度、受益非均等程度的影响，未来研究可进一步关注财政分权对医疗卫生产出、受益方面的作用。

# 第二节　财政分权对区域基本医疗卫生服务均等化的影响——基于县级数据的分析

## 一、研究思路与模型设定

关于财政分权与医疗卫生资源供给的现有研究大多从全国层面或者城乡视角来分析，较少关注了财政分权对我国区域基本医疗卫生服务非均等的影响。李齐云、刘小勇（2010）利用省级面板数据分析了财政分权、转移支付对区域公共卫生服务非均等的影响，通过变异系数、差异指数和偏离度三种方法构建投入类、可及性产出、健康性产出区域差距指标并作为因变量。然而，由于上述指标仅仅代表省级水平相对于全国水平的偏离程度，并没有很好地反映财政分权对各省区域内部医疗卫生服务差距的影响。近年来，有学者开始利用县级层面数据分析财政分权对区域医疗卫生服务非均等的影响。Hiroko Uchimura 和 Johannes Jütting（2009）分析了在中国省以下财政分权对区域婴儿死亡率差距的影响，他们认为县级政府作为中央政府/省级政府和乡镇政府之间的中间层级，在基本医疗卫生服务供给中扮演了重要的角色，因此有必要关注县级层面的数据。李杰刚、李志勇等（2013）利用河北省县级层面数据分析了县域间基本公共卫生服务非均等的原因，其研究结论显示分权对于财政收入、财政支出具有重要影响。

在我国，中央政府和省级政府主要负责卫生政策设计、卫生基础设施的投资，而具体的卫生保健项目的执行、医疗卫生的供给、资源配置由县级政府来执行。一些大的省份，如河北省、四川省都有100多个县区，县级政府的财政能力和制度安排对基本医疗卫生服务资源的配置具有很大的影响。自2005年来，有很多省份先后进行了"省直管县"改革①，改变省管市、市管县的财政管理体制并明确界定省、市、县的财政关系。这一改革有效地减少了政府层级，使得省以下地方政府财政安排和行为方式发生了很大的转变（王德祥、李建军，2008）。有必要对县级财政能力及其分权程度是否对基本医疗卫生服务的区域非均等产生影响深入进行研究。

本节结合省级层面、县级层面数据来分析财政分权对区域基本医疗卫生服务非均等的影响。关注了两种财政分权指标的作用，包括省级层面的财政分权以及省以下的财政分权。区域基本医疗卫生资源非均等指标包括每万人医疗机构数非均等、每千人医疗机构床位数非均等、每千人卫生技术人员非均等，各指标通过各省份县级层面数据计算泰尔指数得来。数据来源于《中国卫生和计划生育统计年鉴》《中国统计年鉴》《全国地市县财政统计资料》《中国区域统计年鉴》《中国城市统计年鉴》。

在模型的设定上，延续上一节的计量方法，将静态面板个体固定效应模型（4-6）与动态面板回归（4-7）及（4-8）相结合，模型设定如下：

$$Theil\_health_{it} = \partial_i + \beta_1 FDC_{it} + \beta_2 X_{it} + u_i + \varepsilon_{it} \ (i=1, \cdots, 31; \ t=1, \cdots, 11)$$

$$(4-6)$$

---

① 2005年1月，财政部制定《关于切实缓解县乡财政困难的意见》，要求各省区积极推行省对县财政管理方式改革的试点，对财政困难县要在体制补助、税收返还、转移支付、财政结算、专项补助、资金调度方面直接核定并监管到县。

$$Theil\_health_{it} = \beta_0 Theil\_health_{it-1} + \beta_1 FDC_{it} + \beta_2 X_{it} + u_i + \varepsilon_{it} \qquad (4-7)$$

$$\Delta Theil\_health_{it} = \beta_0 \Delta Theil\_health_{it-1} + \beta_1 \Delta FDC_{it} + \beta_2 \Delta X_{it} + \Delta u_i + \Delta \varepsilon_{it}$$
$$(4-8)$$

其中被解释变量 $Theil\_health_{it}$ 为 i 省在 t 年的区域每千人医疗机构床位数非均等泰尔指数、区域每千人卫生技术人员数非均等泰尔指数，在动态面板模型中，$Theil\_health_{it-1}$ 为区域医疗卫生服务非均等指数的滞后一期变量。财政分权指标包括省级财政支出分权指标（FDC）与省以下财政支出分权指标（RCE），$\beta_1$ 是主要关注的系数，代表财政分权程度对区域基本医疗卫生服务非均等的影响，$X_{it}$ 为其他控制变量，包括各省转移支付率、财政供给率、地方政府竞争、人均 GDP、人口密度、老龄化程度、城市化程度。FDC（RCE）越大，即财政支出分权程度越高，$Theil\_health_{it}$ 越大，区域基本医疗卫生服务非均等程度越高。预期省级财政支出分权的系数为正，而省以下财政支出分权的系数为负。

## 二、变量选取与描述性分析

### （一）区域基本医疗卫生服务均等化的测量

为了测量我国各省区域内部基本医疗卫生服务的非均等指数，本书搜集了 2003—2013 年《中国城市统计年鉴》中 26 个省份县级层面的医疗卫生资源投入指标[①]，包括各县医疗机构床位数与各县卫生技术人员数[②]。省内基本医疗卫生服务非均等程度仍然通过泰尔指数来计算，泰尔指数越大，表明各省份县级层面医疗卫生服务投入差距越大，区域非均等程度越高。表 4-4 显示了通过泰尔指数计算的区域基本医疗卫生非均等指数，由于篇幅限制，这里仅列出了两年数据，2013 年医疗机构床位数的相关数据缺失。从床位非均等的泰尔指数来看，大部分地区在 2004 年到 2012 年非均等程度有所下降，内蒙古、吉林、黑龙江、湖南、广西、贵州、新疆等地的非均等程度明显偏高，辽宁、浙江、江西、山东、甘肃、宁夏等地的非均等程度则较小。区域卫生技术人员非均等指数表现出了相反的发展趋势，各地区 2013 年的卫技人员泰尔指数明显高于 2004 年，尤

---

[①] 北京市、上海市、天津市、重庆市以及西藏地区无县级层面相关数据。

[②] 《中国城市统计年鉴》中有各省地市层面的基本医疗卫生投入相关数据，但考虑到各地区基本医疗卫生服务的供给主要由县级政府来落实，在这里选取县级层面的数据来计算各省区域内部的非均等可能更为合适。

其在内蒙古、河南、贵州、新疆、安徽、湖南等地，这种非均等程度体现的尤为突出。宁夏、青海地区卫技人员泰尔指数较低，相对来说发展较均等。由此看来，在不同指标上，我国区域基本医疗卫生服务投入的非均等表现出不同的发展趋势，各省区域内部床位非均等程度有所下降，但卫生技术人员非均等程度却上升了。

**表4-4    区域基本医疗卫生服务非均等的泰尔指数**

| 省份 | 床位非均等 | | 卫技人员非均等 | | 省份 | 床位非均等 | | 卫技人员非均等 | |
|---|---|---|---|---|---|---|---|---|---|
| | 2004年 | 2012年 | 2004年 | 2013年 | | 2004年 | 2012年 | 2004年 | 2013年 |
| 河北 | 0.082 | 0.075 | 0.077 | 0.075 | 湖北 | 0.050 | 0.043 | 0.032 | 0.037 |
| 山西 | 0.050 | 0.056 | 0.042 | 0.081 | 湖南 | 0.078 | 0.180 | 0.057 | 0.128 |
| 内蒙古 | 0.190 | 0.102 | 0.117 | 0.068 | 广东 | 0.065 | 0.045 | 0.074 | 0.081 |
| 辽宁 | 0.021 | 0.047 | 0.070 | 0.083 | 广西 | 0.181 | 0.051 | 0.081 | 0.059 |
| 吉林 | 0.112 | 0.065 | 0.061 | 0.092 | 海南 | 0.152 | 0.171 | 0.033 | 0.044 |
| 黑龙江 | 0.118 | 0.139 | 0.056 | 0.097 | 四川 | 0.037 | 0.052 | 0.041 | 0.076 |
| 江苏 | 0.038 | 0.065 | 0.030 | 0.055 | 贵州 | 0.111 | 0.080 | 0.150 | 0.123 |
| 浙江 | 0.024 | 0.024 | 0.017 | 0.023 | 云南 | 0.064 | 0.089 | 0.065 | 0.098 |
| 安徽 | 0.049 | 0.048 | 0.041 | 0.086 | 陕西 | 0.076 | 0.027 | 0.054 | 0.011 |
| 福建 | 0.067 | 0.032 | 0.064 | 0.054 | 甘肃 | 0.029 | 0.045 | 0.046 | 0.011 |
| 江西 | 0.055 | 0.036 | 0.034 | 0.049 | 青海 | 0.061 | 0.027 | 0.186 | 0.004 |
| 山东 | 0.047 | 0.059 | 0.027 | 0.058 | 宁夏 | 0.005 | 0.006 | 0.001 | 0.000 |
| 河南 | 0.132 | 0.077 | 0.127 | 0.072 | 新疆 | 0.162 | 0.084 | 0.150 | 0.076 |

资料来源：根据2004年、2013年《中国城市统计年鉴》县级层面数据整理而得。

（二）财政分权的衡量

本节选取两种财政分权的衡量指标，包括省级财政支出分权指标与省以下财政支出分权指标。利用各省级层面预算内财政支出数据与中央预算内财政支出数据计算出省级财政支出分权程度，计算方式与前文相同。除此之外，本书参考Hiroko Uchimura和Johannes Jütting（2009）的研究，构建了省以下的财政分权指标，具体指各县级政府财政支出占全省财政总支出的比重。Hurher和Shah（1998）、Akai和Sakata（2002）、沈坤荣和付文林（2005）都采用了该种方式衡量财政分权程度。县级层面、地市层面的财政支出数据来源于2003—2013年《全国地市县财政统计资料》。省以下财政分权计算过程如下：

$$RCE_{it} = \frac{\sum_{j}^{m_i} PRX_{ijt}}{TPE_{it}} \qquad (4-9)$$

其中，i 表示省份，j 表示 i 省份中的 j 县（j = 1，2，…，m），t 表示第 t 年。$RCE_{it}$ 表示第 t 年 i 省的省内财政分权程度，$CE_{ijt}$ 表示第 t 年 i 省 j 县的财政支出，因此 $\sum_{j}^{m_i} CE_{ijt}$ 表示第 t 年 i 省县级层面财政支出总和。$TPE_{it}$ 表示第 t 年 i 省财政总支出，包括县级层面财政总支出、地市财政总支出和省本级财政支出。因此 $RCE_{it}$ 表示的是，第 t 年 i 省县级层面财政总支出占全省财政总支出的比重。$0 < RCE < 1$，RCE 越接近于 1，该省省以下财政分权程度越高。

通过计算省级财政支出分权（FDC）与省以下财政支出分权（RCE）得到的各地区分权程度如表 4-5 所示，这里仅选择了 2004 年与 2013 年数据进行比较。表中数据显示通过两种计算方法得出的分权指标存在明显差异，省级支出分权程度明显高于各地区省以下支出分权程度。从时间上来看，各省省级支出分权程度有了明显的提高，这说明自分税制改革以来，我国实际上已形成"大地方、小中央"的财政格局，地方政府承担的支出责任越来越大。大部分地区省以下财政支出分权程度也有所增加，但这种变化幅度不大。几乎所有的地区省以下支出分权程度都在 20% 左右，河北、辽宁、海南、四川、云南等地的分权程度偏高一些。由以上分析可知，地方政府在承担的支出责任越来越大，但到底是在哪方面增加了支出责任呢？经济发展或是民生支出？县级政府支出占全省财政总支出的比重也较高，它们是否在保障地区公共服务上发挥了很好的作用？这两种不同的财政支出分权又对区域基本医疗卫生服务供给差异存在何种影响？这些问题都需要通过实证进一步分析。

**表 4-5　各省省级财政支出分权与省以下财政支出分权程度**

| 省份 | 省级支出分权 | | 省以下支出分权 | | 省份 | 省级支出分权 | | 省以下支出分权 | |
|---|---|---|---|---|---|---|---|---|---|
| | 2004 年 | 2013 年 | 2004 年 | 2013 年 | | 2004 年 | 2013 年 | 2004 年 | 2013 年 |
| 河北 | 64.14% | 81.24% | 20.15% | 22.51% | 湖北 | 61.97% | 86.26% | 15.89% | 18.20% |
| 山西 | 70.45% | 86.38% | 18.83% | 20.91% | 湖南 | 61.91% | 83.99% | 20.60% | 20.82% |
| 内蒙古 | 77.77% | 91.54% | 19.63% | 22.15% | 广东 | 80.93% | 86.32% | 10.98% | 13.43% |
| 辽宁 | 79.69% | 89.80% | 8.96% | 13.49% | 广西 | 62.78% | 83.03% | 18.71% | 21.53% |
| 吉林 | 76.35% | 87.88% | 17.21% | 18.53% | 海南 | 72.04% | 88.78% | 14.14% | 27.27% |
| 黑龙江 | 74.34% | 87.32% | 12.44% | 17.21% | 四川 | 61.44% | 85.06% | 19.71% | 21.02% |

续表

| 省份 | 省级支出分权 | | 省以下支出分权 | | 省份 | 省级支出分权 | | 省以下支出分权 | |
|------|------|------|------|------|------|------|------|------|------|
| | 2004 年 | 2013 年 | 2004 年 | 2013 年 | | 2004 年 | 2013 年 | 2004 年 | 2013 年 |
| 江苏 | 73.36% | 87.78% | 17.02% | 21.30% | 贵州 | 60.56% | 86.17% | 21.08% | 23.87% |
| 浙江 | 80.20% | 87.02% | 19.71% | 22.01% | 云南 | 71.59% | 86.10% | 20.87% | 24.92% |
| 安徽 | 59.90% | 83.22% | 17.17% | 18.75% | 陕西 | 68.82% | 87.33% | 16.38% | 19.32% |
| 福建 | 72.17% | 86.32% | 15.55% | 20.21% | 甘肃 | 69.43% | 86.28% | 19.20% | 25.28% |
| 江西 | 66.64% | 86.06% | 25.96% | 22.56% | 青海 | 83.02% | 93.67% | 18.08% | 23.70% |
| 山东 | 67.67% | 83.33% | 17.17% | 18.70% | 宁夏 | 79.00% | 91.15% | 11.49% | 20.05% |
| 河南 | 56.43% | 80.37% | 20.03% | 21.88% | 新疆 | 77.21% | 90.31% | 20.16% | 24.42% |

资料来源：根据2004年、2013年《中国财政年鉴》《全国地市县财政统计资料》数据整理而得。

### （三）其他控制变量

除了财政分权指标，本书又引入了其他两项与县级政府财政能力相关的指标，即财政自给能力（VB）以及转移支付率。不同于上节的测量方法，这里的财政自给能力（VB）通过各省县级层面支出占县级层面收入之和的比重来计算，如果 VB 大于1，即各省内县级层面支出总和超出各县的收入总和，说明县级政府存在财政缺口，而这个缺口则是通过政府之间的转移支付来填补的，包括各种形式的补贴；如果 VB 小于1，说明县级收入是足够覆盖其支出的，县级财政能力较强，因此，该指标很好地反映了来源于中央或省级政府的转移支付是否需要分配于各县以满足各县的支出。转移支付率的计算方法与上节内容相同。相关数据来源于《全国地市县财政统计资料》《中国区域经济统计年鉴》。

考虑到除了财政体制等因素的影响，还有其他社会经济变量可能会影响到区域基本医疗卫生资源的配置，导致区域非均等的形成。借鉴以往文献中的研究，我们还引入了其他一些控制变量，包括地方政府竞争、人均GDP、人口密度、老龄化程度、城市化程度。所有变量的描述性分析如表4-6所示。

表4-6　　　　　　　　变量的描述性分析

| 变量 | 定义 | 平均值 | 标准差 | 最小值 | 最大值 |
|------|------|--------|--------|--------|--------|
| FDC | 省级财政支出分权（%） | 82.389 | 0.076 | 56.435 | 96.142 |
| RCE | 省以下财政支出分权（%） | 18.082 | 0.057 | 3.262 | 57.506 |
| Theil_Bed | 区域床位数非均等 | 0.074 | 0.049 | 0.001 | 0.407 |

续表

| 变量 | 定义 | 平均值 | 标准差 | 最小值 | 最大值 |
|---|---|---|---|---|---|
| Theil_Med | 区域卫技人员数非均等 | 0.063 | 0.034 | 0 | 0.193 |
| VB | 财政自给能力 | 3.367 | 1.952 | 0.987 | 11.354 |
| Transfer | 转移支付率（%） | 2.536 | 0.011 | 0.570 | 7.580 |
| FDI | 吸引外商投资比重（%） | 3.137 | 0.046 | 0.018 | 19.905 |
| LnGDP | 人均GDP（Ln） | 10.037 | 0.652 | 8.370 | 11.509 |
| LnPopDen | 人口密度（Ln） | 5.271 | 1.481 | 0.811 | 8.245 |
| Ageing | 老龄化程度（%） | 8.947 | 1.773 | 4.824 | 15.399 |
| Urbanization | 城市化程度（%） | 49.153 | 15.080 | 20.478 | 89.600 |

# 三、实证分析

## （一）省级财政支出分权对区域均等化的影响

本节继续利用上文的计量方法，将静态面板与动态面板回归得出的结果进行比较，分析省级财政支出分权对区域基本医疗卫生服务投入非均等的影响，包括对医疗机构床位数、卫生技术人员数非均等程度的影响。由表4－7可以得出，模型（5）系统GMM回归方法给出了稳健且可靠的结果。原因在于：首先，Sargan检验得出的统计量p值分别为0.3200、0.7631，远远大于0.5，因此Sargan检验不能拒绝工具变量有效的原假设，即工具变量的选择是有效的；其次，AR（2）值均显示残差无二阶相关性。因此我们基于系统GMM的回归结果来进行分析。当区域医疗机构床位数非均等指数作为被解释变量时，从系统GMM回归得出的省级财政支出分权作用虽然为正向作用，但并不显著，尽管通过混合OLS得出的回归系数是较显著的。地方政府竞争程度呈显著正相关，地方政府竞争程度即地方吸引外商投资比重每提升1个单位，区域医疗机构床位数非均等增加0.288个单位。人均GDP、人口密度显示出了显著的负影响作用，人均GDP、人口密度每提升1个单位，区域医疗机构床位数非均等分别下降0.046、0.059个单位，这说明地区经济发展水平越高，区域非均等程度相对较小，而人口越密集的区域，非均等程度也小一些。地区老龄化程度、城市化程度与区域医疗机构床位数非均等存在显著的正相关关系，由此可见，在城市化水平更高、老龄化程度更高的地区，医疗机构床位数的投入显示出了一定的区域差异。

模型（6）到模型（10）报告了对省级财政支出分权与区域卫技人员数非均等程度的静态模型回归和动态模型回归结果。混合 OLS 回归结果显示出省级支出分权虽对区域卫技人员非均等有一定的正影响，但这种作用并不显著。而固定效应模型、系统 GMM 结果的回归系数较显著，省级支出分权每提升 1 个单位，区域卫技人员非均等程度增加 0.033 个单位（p < 0.1）。需要注意的是，这里差分 GMM 的回归系数显示为负数，其原因可能在于如果一阶差分得出的工具变量是弱的，差分 GMM 就会产生与固定效应模型相反的效应（Arellano & Bond，1991）。从其他控制变量来看，县级财政自给能力显示出对区域卫技人员非均等程度的显著正影响作用，财政自给能力每提升 1 个单位，区域卫技人员非均等程度增加 0.003 个单位（p < 0.01）。这显示出县级政府财政能力在基本医疗卫生服务的供给方面发挥了很重要的作用，当县级财政能力较大时，即财政收入能够覆盖其支出，区域的基本医疗卫生服务投入差异相对小一些，反之当县级财政支出超过其自身收入所得时，政府财政能力难以负担对基本医疗卫生服务的供给，尤其是农村地区、经济落后地区，这就使得区域差异扩大。混合 OLS 回归的结果显示，转移支付率对区域卫技人员非均等程度存在显著的正影响，而使用固定效应模型，GMM 方法进行回归后，这种作用变得不显著了。地方政府竞争对区域医疗机构床位数、卫技人员数的非均等程度的影响作用是相反的。人均 GDP、人口密度、老龄化程度及城市化程度得出的回归结果与区域医疗机构床位非均等影响的结果类似。

（二）省以下财政支出分权对区域均等化的影响

表 4 - 8 显示了省以下财政支出分权对区域基本医疗卫生服务非均等的影响。模型（11）到模型（15）报告了省以下支出分权对区域基本医疗机构床位数非均等程度的影响，模型（16）到模型（20）报告了对区域卫技人员数非均等程度的影响。与省级财政支出分权的作用相比较，省以下支出分权程度显示出了截然相反的结果，所有的模型均显示出省以下财政支出分权对区域基本医疗卫生服务的投入存在显著的负影响。我们仍选择报告系统 GMM 的回归结果，模型（15）、模型（20）的结果显示省以下支出分权每增加 1 个单位，区域医疗机构床位数、卫技人员数非均等分别下降 0.168 个单位（p < 0.01）、0.043 个单位（p < 0.01）。这说明省以下财政支出分权越高，区域医疗卫生非均等程度越小。

**表 4－7　省级财政分权（FDC）对区域基本医疗卫生服务均等化的影响**

| 区域非均等 | 区域医疗机构床位数非均等 | | | | | 区域卫技人员数非均等 | | | | |
| --- | --- | --- | --- | --- | --- | --- | --- | --- | --- | --- |
| | 模型（1）OLS | 模型（2）FE | 模型（3）RE | 模型（4）DIF－GMM | 模型（5）SYS－GMM | 模型（6）OLS | 模型（7）FE | 模型（8）RE | 模型（9）DIF－GMM | 模型（10）SYS－GMM |
| 被解释变量滞后一期 | | | | 0.073*** (0.008) | 0.140*** (0.010) | | | | -0.001 (0.027) | 0.105*** (0.038) |
| 省级财政支出分权 | 0.229** (0.095) | 0.167 (0.126) | 0.217** (0.103) | 0.095 (0.061) | 0.005 (0.103) | 0.063 (0.065) | 0.077* (0.083) | 0.128* (0.069) | -0.039 (0.039) | 0.033* (0.067) |
| 财政自给率 | 0.001 (0.003) | -0.002 (0.004) | -0.001 (0.003) | 0.001 (0.002) | -0.002 (0.003) | 0.005*** (0.002) | -0.004* (0.002) | -0.002 (0.002) | 0.001 (0.001) | 0.003*** (0.001) |
| 转移支付率 | 1.279*** (0.325) | 0.670 (0.702) | 0.868* (0.471) | -0.667** (0.322) | 0.170 (0.866) | 0.505** (0.221) | 0.619 (0.459) | 0.548* (0.323) | 0.027 (0.195) | -0.469 (0.404) |
| 地方政府竞争 | 0.135* (0.078) | 0.800* (0.413) | 0.234 (0.171) | 0.215 (0.487) | 0.288* (0.172) | -0.075 (0.053) | 0.189 (0.275) | -0.058 (0.117) | -0.269 (0.200) | -0.736** (0.296) |
| 人均 GDP（Ln） | -0.035*** (0.011) | -0.010 (0.017) | -0.024** (0.012) | -0.023** (0.009) | -0.046*** (0.013) | -0.001 (0.007) | 0.005 (0.011) | -0.005 (0.008) | -0.011** (0.005) | -0.030*** (0.005) |
| 人口密度（Ln） | 0.019*** (0.005) | -0.055 (0.070) | 0.013 (0.009) | -0.274** (0.125) | -0.059*** (0.018) | 0.016*** (0.003) | -0.059 (0.043) | 0.010* (0.006) | -0.061* (0.032) | -0.037 (0.023) |
| 老龄化程度 | -0.391 (0.241) | -0.062 (0.331) | -0.026 (0.277) | -0.105 (0.155) | 0.307** (0.132) | -0.122 (0.162) | -0.141 (0.215) | -0.039 (0.185) | -0.360*** (0.093) | -0.387*** (0.101) |
| 城市化程度 | -0.052 (0.047) | -0.182 (0.204) | -0.120 (0.082) | 0.087 (0.104) | 0.328*** (0.097) | -0.048 (0.031) | -0.080 (0.125) | -0.068 (0.057) | 0.308*** (0.050) | 0.511*** (0.118) |

续表

| 区域非均等 | 区域医疗机构床位数非均等 | | | | | 区域卫技人员数非均等 | | | | |
|---|---|---|---|---|---|---|---|---|---|---|
| | 模型（1） | 模型（2） | 模型（3） | 模型（4） | 模型（5） | 模型（6） | 模型（7） | 模型（8） | 模型（9） | 模型（10） |
| | OLS | FE | RE | DIF–GMM | SYS–GMM | OLS | FE | RE | DIF–GMM | SYS–GMM |
| 常数项 | 0.150** | 0.396 | 0.098 | 1.649** | 0.642*** | -0.065 | 0.319 | -0.014 | 0.410** | 0.385*** |
| | (0.075) | (0.377) | (0.073) | (0.658) | (0.116) | (0.049) | (0.233) | (0.049) | (0.168) | (0.136) |
| 卡方值 | | 5.72 | | | | | 12.96 | | | |
| Hausman 检验（P 值） | | 0.0000 | | | | | 0.0031 | | | |
| AR（1） | | | | 0.2606 | 0.0280 | | | | 0.0584 | 0.0096 |
| AR（2） | | | | 0.4644 | 0.6949 | | | | 0.8673 | 0.5754 |
| Sargen 检验（P 值） | | | | 0.1764 | 0.3200 | | | | 0.5150 | 0.7631 |
| 样本量 | 234 | 234 | 234 | 182 | 208 | 260 | 260 | 260 | 208 | 234 |

表4–8　省以下财政分权（RCE）对区域基本医疗卫生服务均等化的影响

| 区域非均等 | 区域医疗机构床位数均等 | | | | | 区域卫技人员数非均等 | | | | |
|---|---|---|---|---|---|---|---|---|---|---|
| | 模型（11） | 模型（12） | 模型（13） | 模型（14） | 模型（15） | 模型（16） | 模型（17） | 模型（18） | 模型（19） | 模型（20） |
| | OLS | FE | RE | DIF–GMM | SYS–GMM | OLS | FE | RE | DIF–GMM | SYS–GMM |
| 被解释变量滞后一期 | | | | 0.028* | 0.154*** | | | | -0.100*** | 0.022 |
| | | | | (0.017) | (0.015) | | | | (0.025) | (0.038) |
| 省以下财政支出分权 | -0.168* | -0.161** | -0.162** | -0.086* | -0.168*** | -0.080 | -0.063 | -0.076* | -0.050*** | -0.043*** |
| | (0.089) | (0.081) | (0.078) | (0.048) | (0.051) | (0.052) | (0.046) | (0.044) | (0.010) | (0.010) |
| 财政自给能力 | 0.003 | -0.001 | 0.001 | 0.001 | -0.000 | 0.006*** | -0.003 | -0.001 | 0.001 | 0.004*** |
| | (0.002) | (0.004) | (0.003) | (0.002) | (0.003) | (0.002) | (0.002) | (0.002) | (0.001) | (0.001) |

续表

| 区域非均等 | 区域医疗机构床位数非均等 | | | | | 区域卫技人员数非均等 | | | | |
|---|---|---|---|---|---|---|---|---|---|---|
| | 模型 (11) | 模型 (12) | 模型 (13) | 模型 (14) | 模型 (15) | 模型 (16) | 模型 (17) | 模型 (18) | 模型 (19) | 模型 (20) |
| | OLS | FE | RE | DIF-GMM | SYS-GMM | OLS | FE | RE | DIF-GMM | SYS-GMM |
| 转移支付率 | 1.096*** (0.316) | 0.985 (0.698) | 1.100** (0.479) | -0.603** (0.240) | 0.224* (0.613) | 0.442** (0.213) | 0.694 (0.443) | 0.622* (0.322) | 0.006 (0.194) | -0.501 (0.321) |
| 地方政府竞争 | 0.140* (0.080) | 0.755* (0.415) | 0.218 (0.171) | -0.103 (0.368) | 0.447*** (0.158) | -0.069 (0.053) | 0.179 (0.276) | -0.059 (0.119) | 0.395** (0.169) | 1.067*** (0.313) |
| 人均GDP (Ln) | -0.008 (0.010) | 0.004 (0.015) | 0.001 (0.009) | -0.015** (0.007) | -0.024** (0.011) | 0.009 (0.006) | 0.012 (0.010) | 0.009 (0.006) | -0.010*** (0.004) | -0.027*** (0.005) |
| 人口密度 (Ln) | 0.013*** (0.004) | -0.099 (0.069) | 0.003 (0.008) | -0.253 (0.168) | -0.046*** (0.015) | 0.015*** (0.003) | -0.062 (0.042) | 0.006 (0.005) | -0.079* (0.046) | -0.014 (0.017) |
| 老龄化程度 | -0.330 (0.252) | 0.207 (0.380) | 0.243 (0.310) | -0.348* (0.195) | 0.128 (0.189) | -0.100 (0.167) | -0.124 (0.246) | 0.026 (0.204) | -0.357*** (0.115) | -0.321 (0.216) |
| 城市化程度 | -0.094 (0.063) | -0.078 (0.192) | -0.120 (0.082) | 0.138 (0.107) | 0.136 (0.112) | -0.077** (0.039) | -0.055 (0.120) | -0.060 (0.056) | 0.276 (0.057) | 0.411 (0.077) |
| 常数项 | 0.140* (0.077) | 0.569 (0.377) | 0.072 (0.074) | 1.560* (0.863) | 0.471*** (0.117) | -0.073 (0.050) | 0.313 (0.229) | -0.029 (0.050) | 0.503** (0.236) | 0.269*** (0.099) |
| 卡方值 | | 11.53 | | | | | 15.28 | | | |
| Hausman检验（P值） | | 0.1734 | | | | | 0.0539 | | | |
| AR (1) | | | | 0.2715 | 0.0319 | | | | 0.1097 | 0.1056 |
| AR (2) | | | | 0.3382 | 0.3575 | | | | 0.9938 | 0.7131 |
| Sargen检验（P值） | | | | 0.3537 | 0.7204 | | | | 0.4028 | 0.8106 |
| 样本量 | 229 | 229 | 229 | 177 | 203 | 255 | 255 | 255 | 202 | 229 |

注：（1）* 表示在10%统计水平上显著，** 表示在5%统计水平上显著，*** 表示在1%的统计水平上显著。

（2）差分GMM，系统GMM通过两步（two step）命令未进行计算。

从其他控制变量来看，财政自给能力的作用并不明显，并显示出对区域卫技人员数非均等程度的显著正影响。这与预期结果存在一定差异，县级财政自给能力代表了县级总支出与收入的比重，然而，县区财政能力毕竟是有限的且不同县区存在差异，无法判定其对区域医疗卫生非均等程度的真实影响。转移支付率对区域医疗机构床位数非均等存在显著的负影响，转移支付率每提升1个单位，床位非均等指数减少 0.224 个单位（p < 0.1）。地方政府竞争程度越高，区域医疗卫生服务非均等程度越高，地方政府竞争程度每提高1个单位，区域医疗机构床位数、卫技人员数非均等程度分别上升 0.447 个单位（p < 0.01）、1.607 个单位（p < 0.01）。这进一步验证了地方政府在以 GDP 为考核标准的激励机制下，会重视地方经济发展，忽视民生建设，进而造成医疗卫生服务投入的城乡差距与区域差距。人均 GDP 对区域医疗机构床位数、卫技人员数非均等的影响均为显著负作用，地方经济发展水平越高，政府能够兼顾各地区医疗卫生服务的发展，区域差距较小。人口密度对床位数非均等有一定的负影响，地区老龄化程度、城市化程度的作用并不显著。

前文分析省级财政分权对区域基本医疗卫生服务非均等存在一定的正向影响，尤其体现在卫技人员非均等的泰尔指数上，省级财政支出分权程度越高，区域差距越大。而省以下财政支出分权对区域医疗机构床位数、卫技人员数非均等均显示出了显著的负作用。不同层级政府的分权产生了完全不同的效应，其根本原因在于我国财政分权体制下各级政府的财权与事权分配不匹配。首先，地方政府财政支出比重越来越大，但财政收入比重增幅却并无明显变化，在以 GDP 为主要指标的晋升激励机制下，省级政府不得不将有限的财政收入投入到与经济发展直接相关的领域中，如吸引外商投资，而对于基本医疗卫生、义务教育等外溢性较强的公共服务投入较少，在农村地区、经济落后地区尤为明显，这种地方经济竞争直接造成了区域间医疗卫生服务发展的非均等。其次，在我国的财政分权体制改革中，并未对省以下各级政府的财政收支做出明确的规定，这就使得省级政府将基本医疗卫生服务中的很大一部分责任落实到县级层面政府，这也能够解释为何省以下财政支出分权程度越高，区域医疗卫生发展越均等。县级层面财政支出占全省财政总支出比重越高，相应的对医疗卫生服务的投入也会多一些。然而，县级政府的财政能力毕竟是有限的，大部分地区财政自给能力较差，若缺乏有效的转移支付体系，区域基本医疗卫生服务的发展差异就会很大。

## 四、研究结论

本节利用县级层面数据分析了省级财政支出分权、省以下财政支出分权对区域基本医疗卫生服务非均等的影响，县级层面财政数据来源于《全国地市县财政统计资料》，医疗卫生服务投入指标数据来源于《中国城市统计年鉴》。结合静态面板和动态面板模型的回归结果得出，省以下财政支出分权降低了区域基本医疗卫生服务的非均等程度，但省级财政支出分权仍扩大了区域间的差距。

经典的西方财政分权理论研究认为财政分权有利于地区公共服务的供给，然而在我国，大多研究显示财政分权并不能有效地改善公共服务供给且增加了地区之间的差距，这在基本医疗卫生领域同样适用，这也与本书的研究结论相一致。其原因可能在于地方官员晋升锦标赛机制的存在及"用脚投票"原则的不适用。周黎安（2004）认为财政分权并不能有效地改善地区公共物品的供给。原因在于：第一，在以 GDP 为主要考核标准的晋升体系下，地方政府以向上负责为主，形成了财政支出的增长偏好；第二，Tibout 的"用脚投票"理论在我国不适用，由于户籍制度限制使得人口无法自由流动。

因此，单纯地依靠转移支付和财政权力下放并不能从真正意义上改善地区基本医疗卫生服务的供给，只有将财政体系中的财权与事权相匹配，明确各级政府责任，包括中央、省级、地市、县级政府，才能使得政府落实基本医疗卫生服务的供给责任。此外，调整以地方经济考核为主的晋升体系，使地方政府不再一味注重经济增长与地区发展，修正地方支出结构，将更多的财力投入到基本医疗卫生服务的供给上面，从而改善民生。同时，考虑到各省份、各地区经济发展存在差异，必须在现有的财政分权制度下设计出合理的转移支付制度，使得地方政府有足够的财政能力承担本地的医疗卫生服务供给支出，这对保障贫困弱势地区的最低医疗卫生水平尤为重要。

# 第五章 财政分权制度下基本医疗卫生服务均等化的国际经验借鉴

"人人享有健康"是世界卫生组织的一项重要目标，实现基本医疗卫生服务的均等化对改善国民健康状况尤为重要，也是保证社会公平的重要环节。近年来，西方发达国家面临着卫生费用快速上涨的压力，如何应对国民不断增长的健康需求，保证医疗服务的可及性、公平与效率，各国采取了一系列分权化改革措施以缓解中央政府的财政负担。本章选取了具有代表性的发达国家来分析在分权制模型下促进基本医疗卫生服务均等化的相关措施，并在此基础上总结经验，为我国基本医疗卫生服务的均等化提出可行政策建议。

## 第一节 发达国家基本医疗卫生服务均等化的实践

### 一、美国基本医疗卫生服务均等化的实践

在发达国家中，美国的医疗保健系统具备高度市场化特征。美国是全世界在医疗卫生支出中花费最多的国家。图 5 - 1 显示了从 1960 年到 2009 年部分国家卫生总费用占 GDP 的比重。截止到 2009 年，美国卫生总费用占 GDP 比重接近 18%，远高于其他国家。卫生总费用的不断上涨说明人们可能购买了更多或者更高质量的医疗服务。此外，与大多发达国家建立覆盖全民的社会医保制度不同，美国的医保主要由商业保险机构提供，具有高度私人化特征。政府主要承担保障弱势群体医疗服务可及性的职责，即为老年人、弱势群体提供公共资助的医疗项目——老人医疗保险计划（Medicare）和穷人医疗救助计划（Medicaid）。

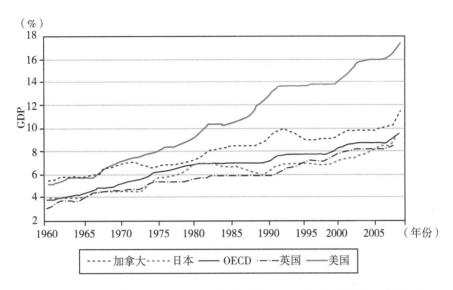

**图 5 - 1　部分国家（地区）卫生总费用占 GDP 比重（1960—2009 年）**

（一）老年人医疗保险和穷人医疗救助计划

老年人医疗保险计划（Medicare）主要负担 65 岁以上老人的医疗费用支出。由联邦政府完全负责，资金主要来源于工作人群缴纳的工资税。Medicare 的费用支出包括四个部分，分别为住院保险（Part A）、门诊保险（Part B）、商保公司提供的优势项目（Part C）以及处方药计划（Part D）。住院保险筹资来自于工资税收，而门诊保险和处方药计划则由政府税收及参保人群每月自行缴纳的保费构成。商业医保公司提供的医保优势项目始于 1985 年。参保者可以选择参加传统的 Medicare 项目（Traditional Medicare，简称 TM），也可以参加优势项目（Medicare Advantage，简称 MA）。Medicare 的住院保险（Part A）是强制性的，而其余三个部分公民自愿选择参加。

穷人医疗救助计划（Medicaid）是由联邦政府和州政府共同筹资（分配比例大约各为 50%），州政府负责执行管理的一种救助计划，旨在为贫困家庭和低收入人群提供医疗服务，是美国贫困群体获取医疗服务的最大资金来源渠道。穷人医疗救助计划的对象包含两类：一是绝对性的救助群体即联邦政府规定各州政府必须救助的绝对贫困人群；二是选择性救助群体，各州政府可以自主决策来选择救助的贫困人群。穷人医疗救助计划允许各州政府在执行方案时具有一定的灵活性，在遵循基本原则的前提下，可以自行确定计划提供的服务数量和时段。老年人医疗保险计划和穷人医疗救助计划提高了保险覆盖率，增加了人们的健康医疗需求，这在很大程度上改善了居民的医疗服务可及性，保障了不同群体医疗服务的均等化利用机会。

（二）财政保障机制

美国是典型的财政联邦制国家，实行分税分级的三级财政管理体制。联邦政府、州政府、地方政府在医疗保健体系中的财权与事权做出了明确的划分。联邦政府为保障全体国民能够享受到平等的基本医疗卫生服务、提高国民健康水平采取了一系列措施。1996 年的卫生改革法使得失业员工能够获得医疗保险。1997 年的《平衡预算法》建立了"国家儿童保险计划"，为各州没有健康保险的孩子提供保险。公立医院由当地税金支持，为没有医疗保险的人提供低费用或免费的医疗服务。老年人医疗保险计划（Medicare）由联邦医疗保健财政局和社会保障局两个部门共同管理，主要由联邦政府负责筹资。穷人医疗救助计划（Medicaid）是由联邦政府和州政府共同筹资，州政府负责执行管理的一种救助计划。

由于各地区经济基础和发展状况存在差异，联邦政府为了平衡各地区的发展，也对州政府进行了一定的转移支付，但这种转移支付是有条件的，主要包括专项补助和分类补助，专项补助是联邦政府补贴地方政府的主要形式，占转移支付总额90%以上，联邦政府明确规定了专项转移支付的资金用途，并定期对其资金使用效果进行评估考核。穷人医疗救助计划的资金有一半是由联邦政府承担的，州政府获得联邦转移支付的前提是必须按照联邦政府的要求为地区绝对贫困人口提供基本的医疗补助。而分类补助没有规定资金的具体用途和要求，提高了地方政府在公共服务供给中的积极性。

## 二、英国基本医疗卫生服务均等化的实践

英国是世界上最早建立社会福利制度的国家，在基本医疗卫生服务领域内的保障机制也很完备，由国家来负责为全民提供医疗保健服务。英国的财政管理体制相对来说较集权，中央政府财政收入占据了大部分，相应地在基本医疗卫生服务中的资金投入也较多。然而这种高度集权的体制显示出了一些缺点，如医疗保健成本控制较困难。近年来，英国在医疗卫生领域也尝试进行了一定的分权，将具体的医疗卫生项目的执行、资源配置下放到地方政府，促使其提高卫生服务供给的积极性，在合理的预算下进行资源配置。

（一）政府主导的国民卫生服务体系（NHS）

英国的国民卫生服务（National Health Service，NHS）于 1946 年建立，旨在

为所有的英国居民提供医疗保健服务。国民卫生服务体系建立了一整套完善的医疗保险，其资金有80%来自政府财政，13%来自国民保险，其余来源于慈善和捐赠。其中65%用于二级保健提供者，即国家卫生机构兴办的专科医院、综合医院，25%用于初级保健提供者，即社区医院、家庭医生的服务费、设备购置维修等费用。政府通过税收筹集国民卫生服务经费，根据各地的实际情况进行转移支付配置到四个分区管理部门，卫生管理部门再将资金分配至医疗卫生机构。卫生机构的层层划分有效地满足了社区卫生的全民覆盖。1964年出台的《国家卫生服务法》明确规定，全体英国国民均可享受公立医院医疗服务，患者只需承担挂号费。医疗服务费用中，政府财政拨款占80%，个人承担5%左右。国民卫生服务归国家所有，卫生经费、资源配置、人员管理、服务供给由国家统一管理安排，建立了公共卫生、基本医疗服务为主的初级医疗保健体系和专科医疗卫生体系。

国民卫生服务体系的建立产生了两点重要影响：一是病人不再直接为医疗服务而付款；二是将之前未纳入医疗保障范围内的人群纳入到新的医疗保障中。需要指出的是，这一制度的建立也给英国政府带来了沉重的负担，面临着医疗费用不断上涨的困境。

（二）区域医疗卫生计划

英国的医疗保健体系中实施了详细的卫生资源配置计划，具体分为国家、区域和地方三级政府来执行。国民卫生服务体系自1946年创立以来，取得了一定的成效，但出现了不同群体之间医疗服务利用非均等的现象。经济发达城市和地区拥有更多的医院和医生，农村和贫困地区则产生了医疗卫生资源供给不足的问题。1975年英国政府提出了一个新的方案，建立资源分配工作小组（Resource Allocation Working Party，RAWP），来实现医疗卫生资源的合理配置。资源配置工作小组（RAWP）重新对医疗服务供给不足的地方进行支出预算分配，缩小了不同地区之间医疗卫生服务资源的配置差异。

以苏格兰地区为例，当地政府制定了区域的卫生计划，确保国民卫生服务体系的高效、高质量运行。从战略发展、资源配置、具体执行、绩效评估等维度制定了详细的计划。战略发展包括建立适合本地发展的健康计划，其中涉及卫生优先事项和常住人口的需求，及国民卫生服务体系下的所有活动，如健康改善，疾病预防和初级保健；资源配置决定基金在部署地的配置，通过资金的优化配置解决当地医疗优先事项，以满足其战略目标；执行具体项目，落实本地的医疗计划和资源分配计划；绩效评估则是评估卫生服务体系的管理绩效。这一区域卫生规划的基本目标是：（1）实现苏格兰人民的健康状况改善——以预期寿命指标来衡量；（2）不断提升和改善国民医疗卫生服务体系的效率、效益；（3）医疗卫生服务的可及性提高，使患者获得便捷的医疗服务；（4）确保患者接受高品质的服务，满足他们的需求。

（三）高度集权的财政体制

英国在政治体制上是高度集权的，中央政府享有较大的权利，在基本公共服务的供给中也承担了较大的财权。英国主要由中央政府征税，地方政府没有征收地方税的权利。然而，地方政府拥有行政权力，中央政府通过在各个地区分设办公室作为办事机构执行国家所授予的具体事权（Mitchell 2006；Wincott 2006）。

中央政府和地方政府的事权界定分明，中央政府主要负责国防、教育、社会保障、国民健康，同时负责对地方的转移支付。不同的地方政府、地区之间事权划分略有不同。地方政府主要负责当地治安、小学教育、住房、公路等。财权方面，中央政府通过国民征税拥有大量的财政权力，中央政府通过国民税收筹集预算，将预算通过一定的预算公式分配至威尔士、英格兰、苏格兰和北爱尔兰这四个地方政府。期间，通过核定地方税收来进行区域间的财政转移，使得区域之间公平分配，实现公共服务均等化。地方政府不享有税收、借款、收费的权力，而只是进行预算开支，既不承担税收的责任和后果，同时也不能使用税收工具。地方财政收支的60%来自中央政府的转移支付，各个地方政府在各自的预算范围内享有充分的自主权，可以自行决定预算的分配而不受英国议会及政府的干涉。虽然，进行预算分配的公式会发生变化，但议会还是会尽力控制各个地方政府的预算开支，防止其过度上涨。英国政府的目标是社会的全面公平，全面保障公民的医疗卫生、教育。这种高度集权的政治体制虽然在一定程度上削弱了地方政府的积极性，但在全民医疗卫生服务保障方面发挥了积极的作用，使得中央政府能够有效地干预医疗卫生领域，并取得较好的成效，保证了区域之间的均衡发展。

## 三、德国基本医疗卫生服务均等化的实践

德国是社会导向型医疗保健体系的典型代表，具有明显的强制性和福利性。

联邦政府重视医疗卫生资源的均衡配置和公平保障。德国医疗保健制度是建立在社会保险体系之上的，其建立可追溯到 1883 年俾斯麦制定的社会保险法案。

（一）德国的医疗保障体系

1883 年的《健康保险法》确立了德国的医疗保险制度，该医疗保险制度建立在强制性的、私人的、非营利的"疾病基金"基础上，由工人组织和雇主出资。德国法定医疗保险机构按照区域和行业划分，保险机构和医疗服务提供者即医生协会签订集体合同。这些医生协会直接与区域内所有的医生团体洽谈保险资金。每个协会从每种疾病基金收到一笔款项，为该地区的成员提供医疗保健，协会接着将这些资金分配给医生来交换医疗服务。

德国的医疗保健体系是比较分散的，联邦政府与非政府组织在卫生保健体系中承担主要角色，医生与医生协会代表医疗供方，而医院并非任何合法法人机构的代表。在该体系中，疾病基金和医生协会组织都具有高度的自治权。德国医疗保健体系中，各级政府也有着明确的职责划分，具体来说，联邦政府负责与医疗卫生相关的政策和法规的制定，州政府负责辖区内的区域卫生规划、各级医院的管理以及疾病基金和医生协会等，最低层级的地方政府来管理本地的医院和健康项目。有学者用 3S 来表示德国医疗保健体系的特征，即一致性、分权性、自治性。"一致性"指的是德国政府关注所有公民是否能够取得一致性目标，使得不同群体公民能够平等地获得医疗卫生服务。而"分权性"和"自治性"指的是在联邦主义制度下，中央政府在某些领域赋予了地方政府高度的行政管理权限，鼓励了地方政府有效地提供地区的基本医疗卫生服务。

（二）分权与集权的并存

在德国的政治体制中，存在着分权与集权并存的现象。联邦政府与地方政府在不同的政策领域承担了不同的角色，在具体的社会服务供给中，不同层级政府也发挥了不同的职能。在德国，政策制定、财政权限、执行实施、监督责任都是相互独立的。大部分政策领域的行政管理权都集中在地方辖区，地方当局有权利执行本地的社会政策。然而，在津贴补助、受益等相关的社会政策制定中权力却高度集中，联邦政府允许地方政府有高度的参与权，但任何一个单一的联邦州政府都无法自主变更政策或者制度。

德国的合作联邦主义制度（cooperative federalism）有助于社会政策的有效执行。这种制度有效地促进了在具体的基本公共服务供给中行政管理权力的分散，提高了较低层级政府的积极性，也防止了行政权力过度集中在中央政府。有研究指出，这种由地方政府来供给社会服务的形式有利于提高供给效率，并能够很好地满足本地居民的需求。总而言之，在合法自由民主的前提下以及在财政允许范围内，中央政府应该适度下放行政管理权。

具体到德国的医疗卫生领域，在不同的医疗卫生项目上，德国政府的分权及合作形式也比较多元化。联邦政府一直承担了卫生政策制定、卫生费用筹资的功能。德国在医疗保健领域历经多次改革，负责的机构也在不断变更。1993年废除了联邦卫生局，将与卫生政策相关的所有职能（包括卫生保险筹资）直接合并到联邦一级的卫生部门；负责疾病监控、医药生产和卫生教育的卫生机构直接对联邦卫生部长负责；医疗卫生服务主要由自治区级别和联邦州级别的卫生机构负责；而在社会服务供给上倾向于赋予地方政府更多的自主权，如组织承办养老院、养护院、日托所，或者对弱势群体提供一些帮助，从而使这一类人群能够获取更便捷的医疗服务。德国的医疗保健体系具有明显的社会性特征，除了政府承担部分责任及进行恰当的干预，德国的志愿福利联合会等民间组织也承担了很大的责任。这种在国家干预下给予地方政府的自主权力形式具有很强的激励性，使得社会各界主体都能积极地参与到社会建设过程中来。德国的基层医疗由个体参与者组成，依靠自有资金来运行，但要接受联邦政府严格的监管和指导。其中所提供的私人门诊医疗就是一种分权形式。在公共卫生领域，联邦政府主要精力集中在卫生数据收集、搜查、记录和医药产品资格审查，州政府和地方卫生局负责实际的公共卫生项目的执行。举例来说，当疫情来袭时，联邦州政府负责购买疫苗，地方卫生部门负责收集食物样本，并将这些样本送到区域代理部门，再放到联邦政府的检验设备上。国家级的权力机构被授权发布警告和携有病菌的食物的禁令。

## 四、加拿大基本医疗卫生服务均等化的实践

加拿大的医疗保健体系是高度分权的，各级政府在医疗卫生领域的权责分担较明确。加拿大于1867年颁布了宪法法案，法案中强调居民享有公共服务的均等化，并提出要保证全体公民享有必要的医疗卫生服务。为了更好地实现目标，国家宪法赋予省政府较大的独立决策权，各省级政府承担了主要医疗保健供给责任，联邦政府只能通过财政制度影响省级医疗保健决策。

（一）政府间明确的责任分担机制

加拿大医疗法对联邦政府、地方政府的事权和财权进行了明确的划分。具体来说，联邦政府负责卫生政策的制定、地区的疾病防疫、促进健康工作，以及某些特定人群的医疗保健筹资及服务供给，包括退伍军人、加拿大皇家警官等。而省级政府负责辖区内具体卫生法规、筹资、组织运营及监管的责任。加拿大将全国划分为 10 个省区、3 个地区性管辖的医疗卫生体系、医疗保险计划。省级政府是医疗保健的关键行政管理主体，对医疗服务的供给、计划、筹资、医院的预算、医务人员和医生薪酬的制定都有明确的制度责任。加拿大健康法案、联邦医疗保健法律的标准和条件必须满足区域的计划，使得省级政府能够更好分担预算内的政府收支。在加拿大，70% 的医疗保健支出筹资来源于省级或者联邦政府的税收，剩余的来自个人自付费用、私人医疗保险和其他来源收入（Canadian Institute for Health Information，2007）。省级政府负责该区域的最终医疗保健支出，主要资金来源于省级政府的一般收入（General Revenue Funds，GRF）及联邦政府的转移支付。此外，某些省份如安大略省、艾伯塔省和不列颠哥伦比亚省通过专款税收即保险费来解决补充医疗的收入。

由此来看，在加拿大，联邦政府及省级、区域政府在医疗卫生领域均有其各自的管辖范围及责任，这种相对无约束的政治环境、高度的分权实质上产生了一种强烈的激励机制，促使国家和地方政府为实现共同的公共政策目标来进行积极合作，改善各地区基本医疗卫生服务的可及性。

（二）健康转移支付体系（CHT）

加拿大政府分为联邦政府、省级政府、区域政府三个层级，联邦政府对地方政府提供了四种不同的转移支付项目，包括健康转移支付（CHT）、社会转移支付（CST）、均等化转移支付项目（EP）、地区一般转移支付（TFF）。其中健康转移支付项目规模最大，这是联邦政府为保证各区域之间医疗卫生服务的均等化所提供的一项长期的医疗卫生基金。

健康转移支付体系的建立经过了一系列的发展阶段。在 1997 年之前，加拿大政府面临医疗费用支出急剧增长的压力，考虑到地方政府医疗保健资金上存在较大的缺口，联邦政府引入了 EPF 项目（Established Programs Financing）对各个省份进行转移支付，然而该项目使得联邦政府在医疗保健部门的相对财政作用在减少，省级政府财政状况日益陷入困境。在加拿大医学协会的支持下，省级政府开始抱怨联邦政府在医疗保健中的作用下降。1997 年，加拿大健康和社会转移支付（Canada Health and Social Transfer）制度确立，代替了 EPF 项目。

健康转移支付 CHT（the Canada Health Transfer，CHT）作为加拿大健康和社会转移支付的一部分，是针对医疗卫生领域的一项转移支付。这种转移支付是一种"打包式"的整体补助资金，包括现金支付和税收转移两个部分。税收转移包括对个人所得税以及联邦政府收入所得税一定比例的转移。健康转移支付是一种有条件的转移支付，旨在提高省级政府对医疗卫生服务供给的能力，具有普及性、限制性特征。普及性即指全国所有的省级政府、区域政府都能获得该项转移支付，并不会受到地方财政能力的影响。限制性是指这一转移支付存在一定的条件限制，对于省级政府不符合《医疗法》的情况，联邦政府将减少或者扣押其转移支付资金。通过这一监督措施来保证省级政府在医疗卫生服务均等化过程中的供给责任。1997 到 1998 年，健康和社会转移支付总的补助额分别是 269 亿美元、251 亿美元。之后的补助额度以 GDP 增长速度为基础。联邦政府对省级政府的补助虽然减少了，但省级政府有了更多的自主性。这一分权的形式既保证了各地区的财政资金，又使得省级政府能够更灵活地分配地区资源的供给，满足地区居民的需求与偏好，从而保证医疗卫生服务均等化的实现。

总的来说，加拿大的免费医疗体系基本上是通过联邦政府和地方政府的共同支付，为私人提供医疗服务的补助。省级政府负责地区医疗卫生服务的筹资、供给，而联邦政府提供专项的健康转移支付，对其行为进行监督，保证了人人能够平等享有医疗服务。这种政府权责分明的分担机制、补偿体系共同保障了加拿大国民的健康权，获得了公众的一致认可。

## 第二节　国外基本医疗卫生服务均等化的经验及启示

纵观国外在医疗改革中的一些实践经验，各国政府为满足国民健康需求，对实现基本医疗卫生服务均等化采取了一系列措施。主要体现出以下几点特征：基本医疗卫生服务经费保障充足，各级政府在医疗保健体系中的事权清晰，财权分配合理，注重贫困地区和弱势群体的医疗卫生保障。本节总结了相关国外经验及其对我国基本医疗卫生服务均等化过程实现的一些建议：第一，保障基本医疗卫生服务的财政投入;第二,明确各级政府在医疗卫生领域内的职责;第三,合理划分政府间的财政关系;最后,完善相关的转移支付体系。

## 一、保障基本医疗卫生服务的财政投入

随着各国经济的增长,对医疗卫生费用的投入也不断增加。OECD 数据显示,大部分国家的政府卫生支出在卫生总费用中占据了较高的比例。图 5-2 显示了 2010 年部分国家广义政府卫生支出、私人卫生支出占卫生总费用的比重。从图中可以看出,发达国家政府卫生支出所占比重大多高于 70%,而我国政府卫生支出比重在 50% 左右。另有资料显示,我国政府卫生支出占卫生总费用支出比重、卫生总费用占 GDP 比重不仅明显低于发达国家,也低于世界平均水平。在医疗卫生服务的资金筹资过程中,政府应该承担较大的责任,来保证基本医疗卫生服务的事业经费。因此,我国可适当调整公共财政资金结构,进一步增加政府的卫生经费投入。另外,由于基本医疗卫生服务的正外部性强,能够带来较高的社会效益,更应该保证其财政投入水平。

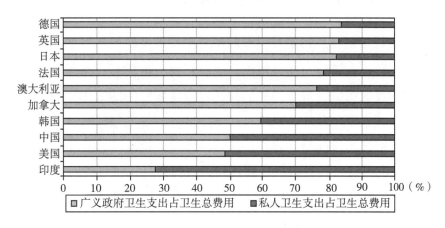

**图 5-2 2010 年部分国家政府卫生支出占卫生总费用比重**

要注意优化卫生支出的投入结构,提高卫生经费的利用效率。从国外经验来看,各国采取了一系列措施来保障基本医疗卫生服务的公平和均等化。政府的财政资金是有限的,应该对基本医疗卫生服务进行分类规划,加大对外部性强、社会效益明显的公共卫生服务的投入与干预,如日本将政府的财力主要集中在全国性的传染病防治体系,西班牙政府对地区疾病预防和健康促进项目投入了大量的资金。而一些明显具有私人产品特征的医疗服务可尝试引入市场机

制，拓宽筹资渠道，减少卫生资金压力。

注重贫困地区和弱势群体的医疗卫生财政保障。英国政府在 2008 年建立了一种可持续的偏远农村卫生保健模式，该项目已取得重大进展。为了更好地保障居民医疗服务可及性，美国建立了公共资助的大型医疗保险项目，即老年人医疗保险计划（Medicare）和穷人医疗救助计划（Medicaid）。尽管这两个项目占据了美国卫生保健费用政府支出的较大比例，但很好地解决了老年人、弱势群体的医疗服务可及性问题。目前，我国已建立覆盖城乡居民的城镇职工医疗保险、城镇居民医疗保险和新型农村合作医疗保险。然而，城乡不同的医疗保险制度存在巨大的差异，2007 年城镇职工医保人均筹资额达到 1228 元，超过了很多 OECD 国家的筹资标准，但新农合筹资水平却很低，且其保障程度、范围有限，严重影响了农民的医疗服务利用，造成了城乡的非均等现象。因此，国家财政应向农村地区倾斜，加大对新农合的财政补助，提高筹资标准，以更好地保障农民的医疗服务可及性。

## 二、明确各级政府在医疗卫生领域内职责

从全球医疗改革的趋势来看，政府在医疗卫生领域内的角色及承担的责任在不断发生变化。在医疗卫生领域内，政府不再直接供给医疗服务，其责任在于保证医疗卫生服务的合理供给、实现医疗卫生服务的均等化。医疗保健领域有其特殊性，信息不对称、不确定性、垄断、正外部性都可能导致市场失灵。因此，政府有必要承担明确的责任，采用一定的政策工具进行干预，以保证医疗卫生服务的均等化。

此外，各级政府具有不同的规模、优势，应该明确各级政府在医疗卫生领域中的合理责任。一般来说，联邦（中央）政府承担医疗卫生费用的筹集、国家卫生政策的制定、公共卫生计划等责任。而地方政府负责辖区内具体医疗机构的运营管理、监督责任。近年来，许多国家在卫生保健体系中实施了分权改革，即将医疗保健管理、生产、分配或者筹资决策的正式的权利与责任进行转移，尽管分权是否能发挥积极的作用尚存分歧，但这一举措正是考虑到不同层级的政府具有不同的功能优势，只有合理分配各级政府权责，才能更有效地保证医疗卫生服务的供给效率。Bankauskaite & Saltman（2007）的研究概括了各国不同层级政府在医疗卫生领域中的制度责任，包括所有权、管理权和治理权。

具体来说分为卫生费用的筹集、与供方签约、享有二级护理院、长期护理和基层卫生机构的所有权，以及全科医生的地位等指标，如表 5－1 所示。

**表 5－1　　　　不同层级政府在医疗保健领域中的职责分担**

| 国家 | 政府层级 | 卫生费用筹资 | 与医院签约 | 二级医院所有权 | 长期护理保险 | 基层卫生中心 | 为全科医生付费 |
|------|---------|------------|----------|-------------|------------|-----------|-------------|
| 加拿大 | 联邦政府 | | | | | | |
| | 省级政府 | √ | √ | | | | |
| | 区域卫生局 | | | | √ | √ | |
| | 地方政府 | | | | √ | | √ |
| 德国 | 联邦政府 | | | | | | |
| | 区域政府 | | | √ | | | |
| | 选区 | | | √ | | | |
| | 地方政府 | | | √ | | | |
| | 疾病基金 | √ | √ | | | | |
| | 私人部门 | | | √ | √ | | √ |
| 英国 | 联邦政府 | √ | | | | | |
| | 区域政府 | | | | | | |
| | 卫生局① | | √ | √ | | √ | |
| | 地方政府 | | | | √ | | |
| | 私人部门 | | | | √ | √ | √ |

资料来源：根据 Bankauskaite & Saltman（2007）文献整理所得。

从表 5－1 中相关信息可以看出，各国的医疗卫生保健体系中呈现出了不同的政府治理层次及分权结构。由于不同国家的政治背景、地理因素、医疗体系特征存在差异，导致了多元化的分权形式。西方学者将现有的分权形式分为"权力共享型""权力分散型"联邦主义（Jordan，2009）。在"权力共享型"联邦制中，国家和地方政府之间的权利、责任高度交叉、相互依存。在这一体制下，政策制定一般发生在国家层面，通过与地方政府进行协商咨询，共同来商讨政策的执行。德国就是"权力共享型"的一个典型例子。"权力分散型"联邦制明确界定各级政府之间的权力和责任，每一级政府在其各自领域都有一定的

---

① 指威尔士、苏格兰的健康委员会，北爱尔兰地区的健康和社会服务局。

自主性，如加拿大的分权联邦制重视联邦政府和地方政府之间各自的司法管辖权和自主能力。但总的来说，联邦（中央）政府、地方政府都在医疗卫生领域承担了不同的职责。还有一些国家在卫生部门建立了较低层级的机构专项服务于医疗卫生。如加拿大于 1989 年在部分省份建立了区域卫生局（Regional Health Authorities）。爱尔兰地区于 1970 年建立了 8 个健康委员会（Health Boards），使得中央政府成为主要的医疗保健筹资者，地方卫生机构来落实医疗卫生的具体执行与管理，解决了跨地区住院医疗费用结算的复杂性问题。从西方发达国家的经验来看，各级政府之间在医疗卫生领域存在着明确的职能划分。一般来说，中央政府具有庞大的财政能力，应该为医疗卫生费用的资金提供一定的保障，尤其是向贫困弱势地区倾斜。在卫生政策的制定上，中央政府也应该积极发挥宏观调控、合理引导的职能，以保证居民能够享有合理、公平的医疗服务，并根据本国的经济社会发展情况不断进行调整。而地方政府具有信息优势，能够更好地了解本地社区特征及居民偏好，在医疗卫生服务的供给或者管理方面可能更高效一些，且成本较低。因此，地方政府应该负责本地医疗卫生具体法规的实施执行、医疗机构的管理、解决医务人员薪酬待遇问题。

考虑到不同国家的政治结构、政府规模存在差异，应该基于本国的制度背景来合理利用分权形式，明确各级政府在医疗卫生领域内的事权划分。与西方发达国家相比较，我国目前仍存在医疗卫生费用投入不足、各级政府医疗保健责任界限模糊不清的问题。一方面，中央政府应进一步落实卫生费用的筹集责任，保障卫生事业经费。另一方面，由于各级政府所服务的辖区及居民偏好存在差异，需要考虑"属地化"和"信息原则"，实行医疗卫生领域内的"中央统一领导，地方分级管理"。中央负责医疗卫生事业的总体规划、理念、总方针的制定，省级政府、市级政府、县乡政府负责省内的医疗卫生事业和农村医疗卫生。而对于基本医疗卫生服务来说，应分类别进行管理。对于外部性较强的公共卫生，应由较高层级政府来执行，如中央政府负责全国的疾控卫生、传染病防治，省级政府负责省内的公共卫生事项，其他医疗项目可由低层级政府来进行直接管理。

## 三、合理划分政府间财政关系

从国外不同政府间的财政关系来看，主要有以下特征：第一，政府间的财权关系划分较合理，中央政府、地方政府都享有其各自独立的财政收入、支出权限，各级政府都有一定比例的税收来源，这种均衡的分配一方面有效保障了中央政府的宏观调控职能，另一方面使得地方政府不会因为财政能力不足而限制了公共服务的供给。各级政府都能够利用其稳定的收入来源保证医疗卫生领域职能的发挥。第二，政府间财政关系清晰且有明确的制度保障。许多国家对联邦（中央）政府、地方政府在医疗保健中的财政资金分担做出了明确的规定。如加拿大很早就在法律中明文规定联邦政府、省级政府共同负担国家的医疗卫生费用。20 世纪 50 年代中期，联邦政府和各省级政府在税收及社会项目的支出分担上达成了协议。1957 年，国会一致通过了《医院保险和诊断服务法案》（Hospital Insurance and Diagnostic Services Act），明确了联邦政府和省级政府医疗费用的分担，联邦政府开始介入医疗保险领域。1966 年《全国医疗服务法》（National Medicare）出台，进一步规范了联邦政府和省政府在医疗服务中的费用分担。

当然，政府间的财政关系会受到经济发展水平、政治制度、地理结构、社会特征等因素的影响。如美国、加拿大、澳大利亚是典型的联邦制国家，其地方政府卫生支出的比例就相对高一些。美国卫生保健体系具有高度私人化特征，政府投入比例相对较少，其中地方政府所征集的税收在政府投入中占据的比例较高。澳大利亚实行地方分散决策管理，由各级政府负责卫生费用的筹集。而英国、新西兰是典型的单一集权制国家，联邦政府对卫生支出的投入占了很高的比例，由中央税收来进行卫生资金的筹集。

由此可见，在不同国家的卫生保健体系中，政府间的财政关系并没有一致的标准划分模式。不同国家联邦（中央）政府对医疗卫生领域的投入比重存在较大的差别，这与各国的政治体制也存在高度相关性。因此，要保证各级政府在医疗卫生领域内财权关系的合理划分，需考虑国家的政治体制、地域结构、经济发展与社会因素。在分权程度较高的情况下，地方政府承担了较多的公共服务供给职能，就应该赋予地方政府相匹配的财权。目前在我国分税制管理体制中，中央政府享有的财政收入比重较高，而财政支出比重较低。地方政府财政支出比重越来越高，其负担的基层公共服务供给的责任也越来越大。这种财政收入与支出的非匹配使得县级政府不能很好地承担基本医疗卫生服务的供给职能。此外，我国对各级政府间的财权划分还没有明确的详细规定，尤其是省以下政府之间的财政关系很模糊。省级政府在以地方经济考核为主的晋升体系下，往往趋向于将财政资金更多地投入到经济建设中，而忽视省内的公共服务，减少民生支出。包括基本医疗卫生在内的公共服务供给责任被落实到县级层面政府，而较低层级的政府由于财政能力有限，无法满足居民健康需求。这种财权上的集中、事权上的下放很大程度上影响了基本医疗卫生服务均等化的实现。因此，要想从根本上保障各级政府财权与事权相匹配，就必须合理划分并明确规定各级政府间的财政关系，适当扩大基层政府收入来源，以保证其财政能力与事权相匹配。

## 四、完善转移支付制度

纵观国外经验，除了对医疗领域内的事权与财权进行合理划分，也制定了在卫生领域内的专项转移支付制度，以保证全国范围内各地区基本医疗卫生服务的均衡发展。我国卫生经费的政府投入主要以地方财政为主，而各地区由于经济基础不同，政府财政能力存在差异，使得区域之间、城乡之间基本医疗卫生服务发展很不均衡。通过转移支付制度能够在一定程度上缓解这种非均等现象。

第一，完善转移支付制度的相关法律。西方国家大多对转移支付制度有明确的立法规定和法律约束，从而保障了各领域转移支付制度的规范性即稳定性。加拿大由省级政府负责承担所有的医疗卫生费用，其中包括省级政府的一般收入及来自于联邦政府的转移支付。健康转移支付（CHT）是针对医疗保健领域内的一项专项转移支付，并以法律的形式确定了健康转移支付以每年6%的速度增长。通过法律的明确规定保障了健康转移支付的合法性、透明性、规范性，使得省级政府和联邦政府能够更好地合作，从而实现基本医疗卫生服务的均等化。长期以来，我国一直缺乏转移支付制度方面的相关法律，这使得中央政府在对各地区进行转移支付时，缺乏明确的规范，随意性较大。另外，由于中央政府并不能很好地掌握各地区的实际发展水平及区域内部不同领域的发展情况，无法实施合理的专项转移支付。而一般转移支付由于未规定资金的使用范围及项目，并不能完全保证转移支付资金的最大化合理分配利用。因此，应进一步完善转移支付制度的相关法律，明确转移支付的比例及项目，如对基本医疗卫生发展水平较落后的地区，提高转移支付比例，并规定转移支付使用范围及用途，这能够从一定程度上缓解区域之间基本医疗卫生服务的发展差异。

第二，建立专门的转移支付机构。国外许多国家建立了专门的转移支付机构，如澳大利亚建立的联邦拨款委员会、加拿大的皇家省级委员会、印度的财政委员会。这些机构一般是独立的非官方中介机构，专门负责转移支付的比例及分配，以此来建立一种有效的制衡机制。我国也可尝试建立医疗卫生领域内的专项转移支付机构，利用该机构广泛吸收不同层级政府意见，公平保障各地区的利益。此外，转移支付机构可召集相关学者、专家及政府官员，对转移支付的影响因素、比例调整、数额确定进行合理的规划，以保证转移支付资金的高效利用。

第三，尝试引入横向转移支付的形式。转移支付包括横向转移支付和纵向转移支付，我国和世界上大多数国家都是采取纵向转移支付形式，即为了平衡地区间的发展差异，由较高层级政府向地方政府进行一定的资金补助，来满足当期的社会建设。然而，这种纵向转移支付存在许多缺点。一方面，转移支付程度缺乏规范化、透明度差，缺乏有效的监督。另一方面，在经济萧条时期，完全由中央政府来进行补助，中央政府承担了很大的财政压力，可能会影响国家其他方面资金的支出。此外，这种单一的对贫困弱势地区的转移支付并不能从根本上解决地区发展差异问题。因此，可尝试利用横向转移支付或者横向、纵向转移支付结合的形式，这在一定程度上能够减少中央政府的财政负担，也有利于缓解区域之间的发展及公共服务供给差异，对基本医疗卫生服务均等化的实现也能产生积极的作用。

# 第六章　研究结论与政策建议

## 第一节　研究结论

本书从财政分权的视角研究我国基本医疗卫生服务均等化问题。以我国财政体制变革、医疗卫生领域的制度变迁为背景，从理论上分析了财政分权对基本医疗卫生服务非均等的内在影响机理，并结合实证模型进一步验证财政分权对我国城乡基本医疗卫生服务非均等、区域基本医疗卫生服务非均等的影响。最终得出以下研究结论：

第一，从制度因素来看，"中国式"财政分权与医疗卫生领域制度变革有其独特的发展轨迹，基本医疗卫生服务的非均等正是在这一背景下形成。与西方财政分权特征不同，我国的财政分权是一种典型的"自上而下"的分权，并伴随着政治上的高度集权，加之财政分权的相关法律制度不够完善，使得中央政府和地方政府在基本医疗卫生服务供给中的权责不明、边界不清。自1994年分税制改革以来，地方政府财政支出比重越来越大，包括基本医疗卫生服务在内的公共服务供给责任被落实到地方政府，但财政收入比重并无明显增幅。在缺乏有效转移支付的体系下，地方政府限于自身财政能力，会减少对基本医疗卫生服务的投入，或者将有限的医疗卫生资源投入到城市，这在贫困弱势地区体现得尤为明显，从而导致了不同区域、城乡之间基本医疗卫生发展差距较大。

第二，理论研究表明，现有财政分权体制的不合理是导致基本医疗卫生服务非均等的主要因素。在周黎安（2004、2007）的地方官员晋升锦标赛模型、Besley & Coate（2003）模型的基础上进行分析。首先，在官员晋升锦标赛和以"GDP"为主的政绩考核体系下，地方政府往往会加大经济建设投入，而忽视本

　　　　　　　　　　　　中南财经政法大学"双一流"建设文库

地基本医疗卫生服务的供给；其次，基本医疗卫生服务投资具有一定的正外部性，在劳动力自由流动的背景下，劳动力输出地区（欠发达地区）由于不能完全获得居民健康投资的所有收益，往往会减少对基本医疗卫生服务的投入，导致了区域基本医疗卫生服务的非均等；最后，公民参与不足导致"用脚投票"理论在我国可行性较弱，由于缺乏有效的问责机制和社会治理体系，使得地方政府忽视了弱势群体的需求，优先将基本医疗卫生资源投入到城市地区，导致了城乡差距不断扩大。

第三，利用公开数据分析发现我国基本医疗卫生服务存在着非均等现象，包括城乡非均等、区域非均等。文章构建了一个从投入、产出和受益三维视角评估基本医疗卫生服务均等化的测量指标体系。投入类指标包括卫生总费用、人均卫生经费、每千人医生数量、每千人卫生技术人员数量、每千人医疗机构床位数量；产出类指标包括人均门诊次数、人均住院次数和人均医疗保健支出；受益类指标包括婴儿死亡率、孕产妇死亡率和人口死亡率。通过最大最小比值法计算得出我国城乡基本医疗卫生服务在投入、产出和受益各指标上均存在一定程度上的非均等。进一步利用差异系数、基尼系数、泰尔指数分析了区域基本医疗卫生服务的总体非均等程度，并将这种非均等进行泰尔指数分解，发现区域非均等主要是由于区域内差距即省际之间的基本医疗卫生发展差异所导致的。

第四，实证分析进一步验证得出财政分权确实对基本医疗卫生服务非均等存在影响，且当采用不同的财政分权指标时，不同层级政府的分权程度对非均等产生了不同的影响。首先，利用省级层面数据分析了财政分权对城乡基本医疗卫生服务非均等的影响，结合静态面板和动态面板模型回归发现省级财政支出分权对城乡每千人医疗机构床位数非均等、每千人医生数非均等存在显著的正向影响；其次，利用县级层面数据分析对区域基本医疗卫生非均等的影响，引入了省以下财政支出分权指标，发现省以下支出分权缩小了区域基本医疗卫生服务的非均等，但省级支出分权仍然扩大了这种区域差距。其根本原因在于在我国财政分权体制的不合理，各级政府财权与事权不匹配，在以"GDP"为主的晋升考核体系下，省级政府将更多的精力投入到经济建设，而基本医疗卫生服务的供给责任被落实到县级政府。因此，省级支出分权加剧了区域之间的非均等，而省以下支出分权缓解了非均等状况。

# 第二节　促进基本医疗卫生服务均等化的财政分权改革建议

实现基本医疗卫生服务均等化已经成为当前我国医疗卫生体制改革的重要目标。均等化的主要途径在于合理界定政府与市场、中央政府与地方政府的合理边界，改进现有的财政分权体制，保证全体社会成员能够平等地享受基本医疗卫生服务。结合前文的分析，本书提出以下五个方面的政策建议：

## 一、明晰各级政府在基本医疗卫生服务中供给中的权责

从我国目前的财政分权体制来看，各级政府在基本医疗卫生服务供给中的权责还不清晰，基本医疗卫生服务的财政支出责任更多地被落实到了县、乡层级政府，但财政收入却大部分被集中到省级、中央政府，由于基层政府能力有限，自然导致了基本医疗为卫生服务的供给不足及非均等化现象。因此，需要科学地界定各级政府在基本医疗卫生服务中的供给及支出责任，并依据基本医疗卫生服务中的不同项目来合理划分供给责任。具体包括以下三方面：第一，中央政府应落实全国范围内的卫生事务处理，包括重大医疗卫生项目、卫生基础设施项目及落后地区的卫生经费补助等经费。一般来讲，需要确保公平性的程度越高，中央政府承担的责任也越大，介入的程度也越高。为保证城乡间、区域间基本医疗卫生服务的均衡发展，中央可提高财政集中度，保障均等化的资金支持。第二，明确省级财政支出主体责任，平衡省内基本医疗卫生服务差异。Oates 的分权理论显示地方政府在提供公共服务时更有效率，原因在于地方政府具有本地特征的信息优势，更了解居民偏好。省级政府在基本医疗卫生服务的供给中应当成为财政支出主体，保证省内基本医疗为卫生服务的均等化。省级政府应承担地区范围内传染病、常见病的防治、对所属卫生机构进行垂直管理，统筹医疗保险层次。第三，强化基层财政的实际执行力度，减少信息失真。基层政府在基本医疗卫生服务供给中具有最多的信息优势，然而由于其财政能力有限，可能无力承担基本医疗卫生服务的责任。除了要保证基层政府的

财政能力，还需要进一步提高基层政府的执行能力，包括对县区内各项基本医疗卫生项目的落实，对县级、乡镇卫生院进行垂直管理。因此，完善政府间共享与分担机制，建立以基层政府为主体的卫生机制，为基本医疗卫生服务发展提供资金支持，促进基本医疗卫生服务均等化的实现。

## 二、重构基本医疗卫生服务领域的财政分权体系，扩大地方政府财政收入

（一）合理调整政府间财权划分

要保证财政分权体制在基本医疗卫生服务均等化实现中有效地发挥积极作用，在分权过程中必须遵循公平性与效率原则，也就是各级政府的财权与事权要相匹配，合理划分中央政府和地方政府之间的财权与事权。要规范政府的财政收入，在收入划分过程中，将所有的财政资金都涵盖在预算管理范围内。据相关资料显示，自分税制改革以来，地方政府预算外和制度外收入不断膨胀，预算外收入分散管理，具有很大的随意性。因此，可以逐步取消预算外资金，统一对收入进行划分，鼓励地方政府通过合法途径扩大收入范围，保证财政收入资金。

（二）适度扩大地方政府税权，培育地方主体税种，合理增加地方政府的财政收入

地方政府拥有足够的财力，是基本医疗卫生服务经费分担机制能够顺利运行重要保障。许多地方政府在没有充足财力的情况下，只能勉强维持较低的基本医疗卫生服务水平。为合理增加地方政府财政收入，要适度扩大地方政府税权，保证地方政府的税收自主权，充分调动其积极性。从目前我国现状来看，绝大部分税权由中央政府所掌握，地方政府财政收入占全国财政收入比重并没有很大增幅。中央政府也需要在全国范围内进行宏观调控，因此，在不影响中央政府权威的前提下应适当增加地方政府税收权。较科学的方案是：对于影响广泛且关系到全国经济发展的税种则应当由中央政府负责管理，税源分布较广泛且对经济影响较小的间接税，由中央政府负责制定基本税法；税源分布较零散、征收成本较高的地方税，由地方政府负责立法并进行管理。具体征管办法以及税目、税率的制定而由地方政府参考上级政府意见来进行规定。另一方面，地方政府缺乏主体税种是地方政府财力不足的重要原因，县级政府更是如此，

因此借鉴发达国家经验，合理增加地方政府的财政收入。很多国家都将财产税培育为地方主体税种，因为财产税具备了地方主体税种的主要特征：一是地方政府信息比较完善，征税效率比中央政府征税效率高；二是税基不容易流动；三是税收收入比较稳定；四是课税对象的受益程度与地方基本公共服务供给水平密切相关；五是财产税有很好的收入弹性，随着财产税税基的不断扩大，地方政府收入也将不断增加，可以有效地弥补地方政府财力的不足。

（三）逐步推进"省直管县"财政体制改革

在我国，包括基本医疗卫生服务在内的公共服务供给责任实际上被落实到县级、乡级政府。近年来，我国一些地区进行了"省直管县"财政改革试点，尽管在改革过程中出现了一些问题与障碍，但这一改革在基本政府"经济事务"管理扩权和"财政管理"分权深化上具有很重要的意义。在传统的五级政府管理体系，上级政府往往会截留一部分资金，导致下级政府特别是基层政府基本医疗卫生服务支出不足，效率低下，这对财政自给能力不足的地区影响更明显。而在"省直管县"财政体制之下，省级政府直接与县级政府办理财政结算、资金调度、收支划分等财政管理业务。这种财权的进一步下放缓解了基层政府财力紧张的局面，且减少了资金调度环节，使得各级政府在基本医疗卫生服务供给过程中效率得到提高。但是，在"省直管县"财政体制改革推进过程中，还应当保证市级政府对本辖区内的宏观调控能力，不能过度影响市级政府的积极性。

# 三、建立均衡性的转移支付体系

在财政分权的体制中，政府间的转移支付在一定程度上可以消除财政分权的缺陷，政府间转移支付的目标是使得地方政府应该具有保障各地区，特别是欠发达地区提供最低标准公共服务的基本财政能力。但是在政府间财政转移支付的过程中，如何有效地优化转移制度的路径，确保公平分配，减少转移分配过程中的公平损失，构建不损失经济效率的转移支付公平补助机制是推进和改善我国城乡之间、区域之间基本医疗卫生服务均等化的重要环节。

转移支付结构主要有纵向即中央政府到地方政府、横向即区域间，以及纵横结合三种模式。我国转移支付制度结构主要是以中央政府对地方政府纵向转移支付为主，这种转移支付包括一般的转移支付及专项转移支付。而在一般转移支付项目中，由于未对资金支出领域做出明确的规定，并不能保证这笔资金能够得到最优化的利用。而针对基本医疗为卫生领域的专项转移支付较少，且这种转移支付模式过于单一，我国各地区、城乡之间原本经济发展基础差异就较大，难以起到平衡地区间财力的作用，对基本医疗卫生服务均等化实现的影响也较小。因此要提高转移支付资金的使用效率，建立基本医疗卫生服务均等化的均衡性的转移支付体系，要进行系统的改革和安排。

（一）探索建立区域间横向转移支付制度

转移支付包括横向转移支付和纵向转移支付，我国和世界上大多数国家都是采取纵向转移支付形式，即为了平衡地区间的发展差异，由较高层级政府向地方政府进行一定的资金补助，来满足当期的社会建设。然而，我国现有的纵向转移支付存在许多缺点。第一，转移支付程度缺乏规范化、透明度差，缺乏有效的监督。第二，我国的转移支付制度缺乏相关法律政策的保障，而西方国家大多对转移支付制度有明确的立法规定和法律约束，从而保障了转移支付制度的规范性、稳定性。此外，在经济萧条时期，完全由中央政府来进行补助，所承担的财政压力很大，可能影响国家其他方面资金的支出。且这种单一的对贫困弱势地区的转移支付并不能从根本上解决地区发展差异问题。因此，可尝试利用横向转移支付或者纵横转移支付结合的形式。

中国应将现有单一纵向转移模式改为以纵向为主，纵横交错的模式。本书的分析表明，在我国劳动力流动日益频繁的背景下，农村和欠发达地区的居民流向城市和发达地区。而目前的基本医疗卫生服务是由居民户籍所在地区提供，由于欠发达地区不能获得对居民基本医疗卫生服务的投资收益，造成支出激励不足。因此，本书建议，在中央政府对地方政府给予转移支付的基础上，可以探索建立区域间转移支付制度，实行区域间互助。根据劳动力流入数量，由发达地区对欠发达地区进行转移支付。这样可以调节财政间区域的收支不平衡，同时加快优势公共资源向贫困和落后地区倾斜，促进城乡经济、区域经济均衡发展，减少上级政府的财政压力，并根据本地实际需求合理进行调整支出结构，促进基本医疗卫生服务的均等化。在这种模式下，中央政府支持地方政府参与部分转移支付，贡献省按依法计算的结果向接受援助的地方政府直接划拨资金，增加了地区之间的相互支援，也就是将过去的"暗补"改为"明补"。另外一方面，在发达地区向欠发达地区进行区域间转移支付的过程中，还要充分发挥税收优惠政策的调节作用，以鼓励东部沿海地区向中西部地区进行转移支付的积极性。不但激励了富省也鞭策了穷省，更符合中国地区之间差距较大的国情特点。

（二）以一般性转移支付为主，专项转移支付为辅

从转移支付的资金用途进行分类，转移支付包括一般性转移支付及专项转移支付。一般性转移支付未对转移支付资金做出明确的用途规定，只是作为地方财政能力的一种补充，地方政府能够较灵活地支配这笔资金，满足其履行公共服务攻击的职能。而专项政府对资金的使用范围、条件都做出了明确的规定，一般是针对某一领域的政策资金扶持。目前我国转移支付体制上存在着一些问题，一般性转移支付比重较小，严重削弱了中央政府平衡地方财政能力的功能，也降低了地方政府的积极性。而专项性转移支付种类繁多，缺乏实施专项性转移支付的具体标准，在项目选择上具有较大的随机性。

进一步完善我国的转移支付制度，必须以一般性转移支付为主，专项转移支付为辅。具体来说，要增加一般性转移支付资金金额及比重，使得地方政府有足够的财政能力对基本医疗卫生服务进行供给，尤其是在原本经济基础发展比较薄弱的地区。通过这种一般性转移支付制度来提高地方政府的积极性，鼓励其对基本公共服务的供给。专项转移支付制度的作用也不容忽视。地方政府的基本医疗卫生事业发展需要一些专项资金来进行保障，这在促进区域基本医疗卫生服务均等化过程中有重要的作用。需要注意的是，要对专项转移支付的资金进行规范管理，加强对专项转移支付项目的遴选、监督和评估，同时杜绝转移资金被截留和挪用的情况。

（三）建立配套的转移支付考核激励机制

转移支付制度是一项涉及面广、政策性强、影响因素复杂的系统工程。要保障转移支付制度能够在平衡地区发展差异中发挥积极作用，必须要进行有效的监督管理，对其支付和执行情况进行定期考核。许多国家建立了专门的转移支付机构，如澳大利亚建立的联邦拨款委员会、加拿大的皇家省级委员会、印度的财政委员会。这些机构一般是独立的非官方中介机构，专门负责转移支付的比例及分配，以此来建立一种有效的制衡机制。我国也可以尝试建立医疗卫生领域内的专项转移支付机构，利用该机构广泛吸收不同层级政府意见，公平保障各地区的利益。此外，转移支付机构可召集相关学者、专家及政府官员，对转移支付的影响因素、比例调整、数额确定进行合理的规划，以保证转移支付资金的高效利用。

从我国实际情况来看，可建立一个转移支付制度的专门委员会，隶属全国人大财经委员会，委员会制定客观的测算方法，审查、研究转移支付的规模，监督制约转移支付的使用，这样既能体现转移支付的权威性，又能体现其客观性。同时应当建立配套的转移支付监督考核和激励机制，定期追踪转移支付资金的使用情况，全面评估转移支付资金所建公共项目的完成情况，有效监督转移支付使用地区能够按照要求、保质保量地完成基本医疗卫生服务的足额供给，而不是挪作他用。

## 四、改变地方政府政绩考核机制，制定显性问责机制

本书的理论和制度演变分析表明，我国的财政分权与地方官员的政治晋升考核制度互相嵌入，加剧了我国城乡之间、区域之间经济竞争，从而导致我国基本医疗卫生服务这一民生性公共服务供给存在严重不足和非均等化。与重构财政分权体系相比，改变地方政府的行为激励更为重要。本书的研究表明，现有的分权模式下，官员晋升激励是导致地方政府对基本医疗卫生服务的投入并没有明显增加的主要原因。现有的政绩考核机制使得地方政府的财政支出结构更偏向于经济建设投资而非民生建设。因此，只要官员的激励结构没有改变，地方政府就缺乏增加基本医疗卫生服务支出的内在动力。

（一）制定显性官员问责与考评晋升机制

如何改变地方政府的激励结构？有效的解决办法是进一步改变官员以"GDP"为考核重心的政治晋升考核激励机制，制定显性的有关医疗卫生等民生性基本公共服务标准的考核问责机制，重塑地方政府的行为模式。不同于西方的财政联邦主义，由于我国地方政府、公共部门的政绩评价是以"GDP"为主的经济增长考核体系，导致了财政分权不能很好地发挥积极效应。地方官员也是"理性人"，出于自身利益最大化需求，将有限的财政能力、精力大量投入到经济建设中，从而忽视了民生建设。因此，如何转变这种不合理的激励机制是关键问题。我国应设计一套更合理的激励考核机制，增加考核过程中的公共服务建设相关指标，构建真正以满足居民公共需求为主的考核、评价和晋升机制和体系。使得地方政府能够更重视地区诸如环境保护、教育、医疗等社会福利性的公共服务供给和民生建设的投入标准、质量标准及完成进度。将地方政府的工作重心由经济建设转移到民生服务，增加财政投入，以更好地满足本地居

民的需求，由"经济导向型"政府转型为"民生服务型"政府，保持本地经济发展与和谐社会相一致。

（二）引入多方主体参与监督机制

此外，在地方政府的政绩考核中，可尝试引入多方主体，包括广大居民、社会各界的参与监督。西方国家"用脚投票"的运行机制使得地方政府必须最大化地满足本地居民的公共服务需求。这种地区问责机制很好地保障了地方政府的职能发挥、运行效率。然而，在我国，由于各级政府官员并非选举得出，而是直接由上级任命委派，缺乏这一机制基础。但在实际的政府运行过程中，可尝试引入行政问责机制和民主参与监督机制。近年来我国的行政问责机制得到了一定的发展，且出现了多样化的公民民主参与的渠道与机制，能够在规范和监督地方政府行为中发挥一定作用，也使得地方政府在政府职能发挥中尽量地考虑本地居民的需求。未来可进一步将政府的绩效考评机制、行政问责机制、民主参与监督机制有机结合起来，保证各级政府能够高效地发挥政府职能，最大化契合民生需求。对于没有达到基本医疗卫生服务基本投入保障标准的地区，要实行严格的问责及年终考核评估、政治晋升评估扣减机制，激励各地方政府在大力推动基础设施建设、发展经济的同时，给予基本医疗卫生服务的最基本的投入和保障，确保民生性基本医疗卫生服务的发展。

## 五、建立基本医疗卫生服务均等化的评估体系

评估是改进政府绩效的重要手段。通过建立基本医疗卫生服务均等化的评估体系，可以形成倒逼机制，促进各级政府更加重视基本医疗卫生服务均等化。具体来说，可以从以下几个方面加以实施：

（一）建立全国和地方基本医疗卫生服务均等化的供给的最低标准

"最低标准"是基本医疗供给服务均等化程度评估的基准标尺，也是权衡供给"效率"和"公平"之间的一个折中选择，对于我们这样一个正在处于高速发展转型期的中国来说，不可能一味要求城市向农村、东部发达地区向中西欠发达地区进行各种人力、财力的输出，使得全国不分城乡、区域，形成统一的基本医疗卫生的供给水平和标准，这很难实现，也将严重地损失中国的经济发展效率，阻碍中国经济的高速发展。综合大量文献和实证分析，许多国家都通过制定公共服务供给的最低标准，来保障基本公共服务均等化的实现。在加拿

大的医疗保健体系中，联邦政府和地方政府在医疗保健的供给中有明确的责任划分及供给标准。地方政府对医疗服务的供给、计划、筹资、医院的预算、医务人员和医生薪酬的制定都有明确的制度责任。而联邦政府主要关注特定人群的医疗服务、地区的疾病防疫及健康促进工作。为了保障区域间基本医疗卫生服务的均等化，加拿大政府于 1997 年引入了医疗卫生领域的专项转移支付计划（CHST），包括联邦政府的现金转移支付及税收转移支付。由于法律上对这一专项转移支付的明确规定，使得各地区能够有效地承担基本医疗卫生服务的供给责任，促进均等化的实现。

首先，要制定相关法律法规、发展规划，对全国性的基本医疗卫生服务范围、项目、标准做出明确的界定；其次，要建立基本医疗卫生服务的技术支持体系，如制定全国统一的基本医疗卫生服务供给内容标准，包括不同级别医疗机构的硬件配备、人员配置，都需要在城乡之间、区域之间进行统一；最后，定期监督和检查各地区基本医疗卫生服务均等化政策的执行和落实情况，依据基本医疗卫生服务的供给内容分项进行考核，从医疗卫生的公平、效率、效能综合进行考察，使得地方政府能够更自觉地承担起基本医疗卫生服务供给的各项责任。需要注意的是，在制定基本医疗卫生服务供给投入标准的过程中，要考虑居民的实际健康需求、各地的经济和社会的发展状况及各地区政府的财政能力，在均等化的不同极端，对供给标准进行动态调整。与此同时，中央政府还要进一步破除居民公平享受基本医疗卫生服务的制度和户籍障碍，确保"机会公平"和"起点公平"，对不按照政策实施的地区加大监管和问责处罚力度。

（二）重点扶持弱势地区和弱势群体

根据罗尔斯标准，一个社会的公平状况，取决于这个社会中生活处境最差的那个人的效用水平，如为了保障城乡之间、区域之间的基本医疗卫生服务均等化，政府应加大对我国广大农村地区和西部地区的财政支持力度。同时应当更多地关注农民和其他弱势群体，通过少缴、免缴保险费或加大配套补贴的比例的政策改善落后地区基本医疗卫生服务水平，从而解决基本公共卫生服务的纵向公平和均等化水平。虽然我们国家在扶持弱势地区和弱势群体方面已经出台了一些政策和措施，但是补偿力度还难以达到缓解和消除基本公共服务供给不均衡的要求，这就要求政府在弱势地区和弱势群体方面加大扶持力度，出台更多、更有效的办法和措施。

### （三）构建基本医疗卫生服务的多元供给机制

在基本医疗卫生服务的供给过程中，政府提供并不等于政府直接生产，政府干预与市场化机制有机结合，才能最大限度地提高基本医疗卫生服务的供给效率，实现均等化。因此，可建立基本医疗为卫生服务的多元供给机制，发挥多方主体的积极作用。本书的分析表明，政府应在基本医疗卫生服务的供给中起着主导作用，但这一作用应该主要体现在医疗卫生的筹资责任上。西方国家经验表明，多元主体的供给机制在基本医疗卫生服务供给中发挥了很重要的作用。一方面，非官方机构、民间资本的引入可以拓宽筹资渠道，恰当地弥补政府在实现医疗卫生服务均等化过程中的不足。另一方面，这种多元化的参与机制使得市场竞争机制能够得到很好的发挥，实现优胜劣汰，活跃基本医疗卫生服务市场，从而提高基本医疗为卫生服务的供给质量与数量。在基本医疗卫生事业发展过程中，可以制定各种优惠政策吸引民间资本进入相关领域，形成多方投资主体。但是，在引入民间资本的过程中，要制定相关市场准入条件，规范基本医疗卫生服务市场。

# 参考文献

[1] 蔡红英. 地方财政分权的若干理论问题 [J]. 财贸经济, 2007 (8): 62 - 64.

[2] 蔡伟斌. 推进城乡基本公共服务均等化路径研究 [J]. 经济研究导刊, 2011 (10): 142 - 143.

[3] 曾红颖. 中国基本公共服务均等化标准体系及转移支付效果评价 [J]. 经济研究, 2012 (6): 20 - 33.

[4] 陈健生. 公共卫生发展的财政制度安排 [J]. 财政问题研究, 2004 (10): 45 - 49.

[5] 陈抗, 顾清扬. 财政集权与地方政府行为变化——从援助之手到攫取之手 [J]. 经济学, 2002 (4): 111 - 130.

[6] 陈思霞. 基本公共服务非均等程度评估与财政转移支付优化研究 [D]. [博士学位论文]. 武汉大学, 2013.

[7] 陈昕. 我国财政分权与义务教育城乡均衡的关系研究 [M]. 北京: 经济科学出版社, 2014.

[8] 陈昕. 财政分权视角的我国城乡义务教育均衡研究 [D]. [博士学位论文]. 山东农业大学, 2013.

[9] 陈志勇, 陈思霞. 制度环境、地方政府投资冲动与财政预算软约束 [J]. 经济研究, 2014 (3): 76 - 87.

[10] 陈竺, 高强. 走中国特色卫生改革发展道路使人人享有基本医疗卫生服务 [J]. 中国卫生产业, 2008 (3): 18 - 21.

[11] 储德银, 韩一多, 张同斌. 财政分权、公共部门效率与医疗卫生服务供给 [J]. 财经研究, 2015 (5).

[12] 崔运政. 财政分权与完善地方财政体制研究 [D]. [博士学位论文]. 财政部财政科学研究所, 2011.

[13] 丁菊红, 邓可斌. 政府偏好、公共品供给与转型中的财政分权 [J].

经济研究，2008（7）：78-89.

[14] 丁菊红. 中国转型中的财政分权与公共品供给激励 [D]. [博士学位论文]. 复旦大学，2008.

[15] 丁菊红. 中国财政分权体制的经验、现实选择与未来展望 [J]. 税务研究，2010（4）：3-7.

[16] 傅勇，张晏. 中国式分权与财政支出结构偏向：为增长而竞争的代价 [J]. 管理世界，2007（3）：6.

[17] 傅勇. 中国式分权、地方财政模式与公共物品供给——理论与实证研究 [D]. [博士学位论文]. 复旦大学，2007.

[18] 傅勇. 财政分权、政府治理与非经济性公共物品供给 [J]. 经济研究，2008（8）：12-17.

[19] 傅勇. 中国的分权为何不同：一个考虑政治激励与财政激励的分析框架 [J]. 世界经济，2008（11）：23-30.

[20] 高培勇. 中国公共财政建设指标体系研究 [M]. 北京：社会科学文献出版社，2012.

[21] 龚锋，卢洪友. 财政分权与地方公共服务配置效率——基于义务教育和医疗卫生服务的实证研究 [J]. 经济评论，2013（1）：42-51.

[22] 龚锋，卢洪友. 公共支出结构、偏好匹配与财政分权 [J]. 管理世界，2009（1）：10-21.

[23] 龚锋，雷欣. 中国式财政分权的数量测量 [J]. 统计研究，2010（10）：47-55.

[24] 龚锋，卢洪友，卢盛峰. 城乡义务教育服务非均衡问题研究——基于"投入—产出—受益"三维视角的实证分析 [J]. 南方经济，2010（10）.

[25] 龚锋，卢洪友. 财政分权与地方公共服务配置效率—基于义务教育和医疗卫生服务的实证研究 [J]. 经济评论，2013（1）：42-51.

[26] 龚锋，卢洪友. 公共支出结构、偏好匹配与财政分权 [J]. 管理世界，2009（1）：10-21.

[27] 顾昕，潘捷. 公立医院中的政府投入政策：美国经验对中国医改的启示 [J]. 学习与探索，2012（2）：101-106.

[28] 顾昕. 医疗卫生资源的合理配置：矫正政府与市场双失灵 [J]. 国家行政学院学报，2006（3）：39-43.

［29］哈维·罗森. 财政学［M］. 北京：中国人民大学出版社，2009.

［30］哈维·罗森，泰德·盖尔. 财政学［M］. 北京：清华大学出版社，2015.

［31］韩莉. 中国医疗卫生资源配置研究［M］. 北京：中国社会科学出版社，2011.

［32］韩宗保，韩建. 优化我国医疗卫生资源配置的财政政策选择［J］. 福建论坛（人文社会科学版），2011（7）：33－37.

［33］何茜华. 财政分权中心的公共服务均等化问题研究［M］. 北京：经济科学出版社，2010.

［34］宏观经济研究院课题组. 公共服务供给中各级政府事权、财权划分问题研究［J］. 宏观经济研究，2005.

［35］胡书东. 经济发展中的中央与地方关系［M］. 上海：上海人民出版社，2001.

［36］胡西厚，韩春蕾，王雪蝶. 基于公共卫生服务公平性的信息选择机理探究［J］. 中国卫生经济，2009（7）：42－44.

［37］黄佩华，韩玲，慧罗仁，等. 中国乡镇财政改革中的激励机制与财政管理［J］. 经济学报，2014（1）：1－17.

［38］黄小平，方齐云. 中国财政对医疗卫生支持的区域差异——基于泰尔指数的角度［J］. 财政研究，2008（4）：41－45.

［39］蒋洪. 调整和优化财政支出结构问题简论［J］. 天津市经理学院学报，2006（12）：31－32.

［40］解垩. 城乡卫生医疗服务均等化研究［D］.［博士学位论文］. 山东大学，2009.

［41］李杰刚，李志勇，朱云飞，等. 县域间基本公共卫生服务均等化：制约因素及公共政策——基于河北省的实证分析［J］. 财政研究，2013（11）：29－32.

［42］李利民. 中国改革能走多远？——访美国伯克利加州大学经济系钱颖一教授［J］. 理论参考，2004（2）.

［43］李玲，江宇，陈秋霖. 改革开放背景下的我国医改30年［J］. 中国卫生经济，2008（2）：5－9.

［44］李齐云，刘小勇. 财政分权、转移支付与地区公共卫生服务均等化实

证研究 [J]. 山东大学学报, 2010 (5): 34-46.

[45] 李婉. 财政分权与地方政府支出结构偏向——基于中国省级面板数据的研究 [J]. 上海财经大学学报, 2007 (5): 75-82.

[46] 李卫平, 石光, 赵琨. 我国农村卫生保健的历史、现状与问题 [J]. 管理世界, 2003 (4): 33-43.

[47] 李晓燕. 农村卫生资源配置公平性与效率研究 [M]. 北京: 中国农业出版社, 2010.

[48] 理查德·W. 特里西, 特雷舍尔, 等. 公共部门经济学 [M]. 北京: 中国人民大学出版社, 2014.

[49] 林毅夫, 刘志强. 中国的财政分权与经济增长 [J]. 北京大学学报 (哲学社会科学版), 2000 (4): 5-17.

[50] 刘宝, 胡善联, 徐海霞, 等. 基本公共卫生服务均等化指标体系研究 [J]. 中国卫生政策研究, 2009 (6): 13-17.

[51] 刘剑雄. 财政分权、政府竞争与政府治理 [M]. 北京: 人民出版社, 2009.

[52] 刘军民. 转轨过程中政府卫生投入与体制改革的评价及建议 [J]. 当代财经, 2005 (12): 49-55.

[53] 刘丽杭, 王小万. 政府卫生支出的规模、结构与绩效评价研究 [M]. 北京: 中国社会科学出版社, 2013.

[54] 刘维奇, 靳共元. 医疗价格与医疗资源配置 [J]. 价格理论与实践, 2007 (4): 25-26.

[55] 刘小勇, 李齐云. 省及省以下财政分权与区域公共卫生服务供给——基于面板分位数回归的实证研究 [J]. 财经论丛 (浙江财经大学学报), 2015 (4): 19-27.

[56] 刘星, 文政. 财政分权理论述评 [J]. 管理世界, 2008 (5): 184-185.

[57] 刘正华, 吕宗耀. 财政分权与公共卫生支出: 来自中国省级层面的经验证据 [J]. 中国卫生经济, 2014 (10): 58-60.

[58] 卢洪友. 中国基本公共服务均等化进程报告 [M]. 北京: 人民出版社, 2012.

[59] 罗乐宣, 姚岚, 姚建红, 等. 卫生资源配置转向社区卫生服务的预测模型 [J]. 中国卫生经济, 2006 (2): 58-60.

［60］罗伟卿. 财政分权对于我国公共教育供给数量与区域差异的影响［D］.［博士学位论文］. 清华大学，2011.

［61］孟庆跃，李仁忠，周贵亮，等. 财政分权和公共卫生服务：山东省四县区结核病控制筹资分析［J］. 卫生经济研究，2003（10）：19－21.

［62］苗俊峰. 我国公共卫生支出规模与效应的分析［J］. 山东工商学院学报，2005（2）：31－35.

［63］OECD 报告. 中国公共支出面临的挑战——通往更有效的公平之路［M］. 北京：清华大学出版社，2006.

［64］盘宇章. 财政分权改革对公共医疗供给影响的经验研究［J］. 卫生经济研究，2010（12）：15－18.

［65］庞娟. 地方公共品供给中的政府行为研究［D］.［博士学位论文］. 西南财经大学，2010.

［66］平新乔，白洁. 中国财政分权与地方公共品的供给［J］. 财贸经济，2006（2）：49－55.

［67］乔宝云，范剑勇，冯兴元. 中国的财政分权与小学义务教育［J］. 中国社会科学，2005（6）.

［68］乔宝云. 增长与均等的取舍——中国财政分权政策研究［M］. 北京：人民出版社，2002.

［69］乔俊峰. 财政分权、卫生支出比重与政府激励［J］. 改革，2008（9）：69－74.

［70］秦强. 中国财政分权度测量方法的实证分析［J］. 社会科学家，2010（3）.

［71］沙安文，沈春丽，邹恒甫. 中国地区差异的经济分析［M］. 北京：人民出版社，2006.

［72］舍曼·富兰德，艾伦·C. 古德曼，迈伦·斯坦诺，等. 卫生经济学［M］. 北京：中国人民大学出版社，2011.

［73］沈坤荣，付文林. 中国的财政分权制度与地区经济增长［J］. 管理世界，2005（1）：31－39.

［74］石光. 中国卫生资源配置的制度经济学研究［M］. 北京：中国社会出版社，2007.

［75］石奇，孔喜群. 动态效率、生产性公共支出与结构效应［J］. 经济研

究，2012（1）：92-104.

[76] 世界银行. 一九九三年世界发展报告：投资于健康 [J]. 中国农村卫生事业管理，1994（2）：46-48.

[77] 宋文昌. 财政分权、财政支出结构与公共服务不均等的实证分析 [J]. 财政研究，2009（3）：56-60.

[78] 宋晓梧. 引进市场机制调整医疗资源 [J]. 医药产业资讯，2006（13）：56-57.

[79] 孙旭光，牟诚诚. 财政分权、结构转型与农村公共卫生 [J]. 农村经济，2011（1）：95-98.

[80] 孙逊，张寓景，汤明新，等. 基本卫生服务均等化界定、评价及衡量方法 [J]. 卫生软科学，2009（4）：424-427.

[81] 孙燕铭. 当前卫生资源配置状况及政府责任的思考 [J]. 华东经济管理，2006（6）：62-67.

[82] 王德祥，李建军. 人口规模、"省直管县"对地方公共品供给的影响——来自湖北省市、县两级数据的经验证据 [J]. 统计研究，2008，25（12）：15-21.

[83] 王根贤. 公共财政视角下的中国医疗卫生保障制度研究 [M]. 成都：西南财经大学出版社.

[84] 王谦. 医疗卫生资源配置的经济学分析 [J]. 经济体制改革，2006（2）：23-27.

[85] 王延中. 新世纪中国农村医疗保障制度的发展方向和政策建 [J]. 中国卫生经济，2011（2）：5-9.

[86] 王永钦，张晏，章元，等. 中国的大国发展道路——论分权式改革的得失 [J]. 经济研究，2007（1）：4-16.

[87] 王岳含. 财政分权体制下的城乡基本公共服务均等化研究 [M]. 北京：中国经济出版社，2016.

[88] 岭怡. 中国公共卫生资源配置的公平性评价研究：基于公平基准方法的实证分析 [J]. 中国卫生经济，2014（1）：32-34.

[89] 魏众，B. 古斯塔夫森. 中国居民医疗支出不公平性分析 [J]. 经济研究，2005（12）：26-34.

[90] 文小才. 中国医疗卫生资源配置中的财政投入制导机制研究 [J]. 经

济经纬，2011（1）：141-146.

[91] 吴木銮，林谧. 政府规模扩张：成因及启示 [J]. 公共管理学报，2011（4）：1-11.

[92] 吴木銮，王闻. 如何解释省内财政分权：一项基于中国实证数据的研究 [J]. 经济社会体制比较，2011（6）：62-72.

[93] 武靖州，孙磊. 国外财政分权理论研究述评 [J]. 天府新论，2010（5）：45-51.

[94] 希尔曼. 公共财政与公共政策 [M]. 北京：中国社会科学出版社，2006.

[95] 希瑞克斯. 中级公共经济学 [M]. 上海：格致出版社、上海人民出版社、上海三联书店，2011.

[96] 闫威. 地方公共品供给的理论研究 [D]. [博士学位论文]. 华中科技大学，2004.

[97] 杨灿明，赵福军. 财政分权理论及其发展述评 [J]. 中南财经政法大学学报，2004（4）：3-10.

[98] 杨亮. 中国政府卫生支出的问题与对策 [D]. [博士学位论文]. 武汉大学，2012.

[99] 杨宜勇，刘永涛. 中国省际公共卫生和基本医疗服务均等化问题研究 [J]. 经济与管理研究，2008（5）：11-17.

[100] 杨志勇，杨之刚. 中国财政制度改革30年 [M]. 上海：上海人民出版社，2008.

[101] 易红，胡祖斌，彭想，等. 城市医疗资源调整及其作用的理论研究 [J]. 中国社会医学杂志，2006（4）：209-211.

[102] 英建青，郑燕娜. 应加大对医疗资源配置调控的力度 [J]. 中国卫生经济，2006（11）：17-19.

[103] 于风华，孙经杰，刘瑾. 公共财政框架下基本公共卫生服务均等化探讨 [J]. 中国卫生资源，2009（3）：101-102.

[104] 余显财，朱美聪. 财政分权与地方医疗供给水平——基于1997—2011年省级面板数据的分析 [J]. 财经研究，2015，41（9）：42-52.

[105] 张光. 测量中国的财政分权 [J]. 经济社会体制比较，2011（6）：48-61.

[106] 张光. 中国政府间财政关系的演变 (1949—2009) [J]. 公共行政评论, 2009 (6): 26-57.

[107] 张为杰. 中国政府治理结构与地方政府行为导向研究 [D]. [博士学位论文]. 东北财经大学, 2013.

[108] 张宴, 龚六堂. 分税制改革、财政分权与中国经济增长 [J]. 经济学, 2005 (1): 75-108.

[109] 张宜民, 尹世玉. 税费改革下的农村卫生工作之路经分析 [J]. 中国初级卫生保健, 2004 (1): 35-39.

[110] 张宗光. 农村卫生资源配置研究的新视角与城乡卫生服务均等化的政策探讨 [J]. 中国卫生经济, 2013 (10): 35-37.

[111] 赵红, 王小合, 高建民, 等. 基本公共卫生服务均等化研究综述 [J]. 中国卫生事业管理, 2010 (11): 780-783.

[112] 中华人民共和国财政部. 中国财政情况 (2012—2013) [M]. 北京: 经济科学出版社, 2013.

[113] 中央财经大学课题组, 安秀梅. 中央政府与地方政府责任划分与支出分配研究 [J]. 经济体制改革, 2006 (6): 10-15.

[114] 周黎安. 晋升博弈中政府官员的激励与合作——兼论中国地方保护主义和重复建设问题长期存在的原因 [J]. 经济研究, 2004 (6): 33-40.

[115] 周黎安. 中国地方官员的晋升锦标赛模式研究 [J]. 经济研究, 2007 (7): 36-50.

[116] 周文娟. 我国城乡基本医疗卫生服务均等化研究 [D]. [博士学位论文]. 湖南师范大学, 2012.

[117] 周业安, 章泉. 财政分权、经济增长和波动 [J]. 管理世界, 2008 (3): 6-16.

[118] 周毅. 医疗体制改革比较研究 [D]. [博士学位论文]. 浙江大学, 2015.

[119] 周中胜. 国外财政分权理论研究的进展与启示 [J]. 国外社会科学, 2011 (2): 76-82.

[120] 朱凤梅. 1985—2015 年我国医疗卫生体制改革逻辑评述 [J]. 中国卫生经济, 2016 (1): 5-9.

[121] 朱格. 我国城乡基本医疗卫生服务均等化的研究 [D]. [博士学位论

文]. 广东财经大学, 2014.

[122] 朱玲. 西部大开发与农村公共卫生资源配置 [J]. 国民经济评论, 2000 (7): 5-6.

[123] 朱铭来, 丁继红. 我国医疗保障制度再构建的经济学分析 [J]. 南开经济研究, 2006 (4): 58-70.

[124] 庄玉乙, 张光. "利维坦" 假说、财政分权与政府规模扩张: 基于 1997—2009 年的省级面板数据分析 [J]. 公共行政评论, 2012 (4): 5-26.

[125] Adam A, Delis M D, Kammas P. (2004). Fiscal decentralization and public sector efficiency: evidence from OECD countries. *Economics of Governance*, 15 (1): 17-49.

[126] Akai N, Sakata M. (2005). Fiscal Decentralization, Commitment and Regional Inequality: Evidence from State-level Cross-sectional Data for the United States. *Journal of Income Distribution*, 18.

[127] Akin, J., Hutchinson, P., & Strumpf, K. (2005). Decentralisation and government provision of publicgoods: The public health sector in Uganda. *The Journal of Development Studies*, 41 (8), 1417-1443.

[128] Arellano, M. and O. Bover. (1995). Another look at the instrumental-variable estimation of error-components models, *Journal of Econometrics*, 68, 29-52.

[129] Arellano, M. and S. R. Bond. (1998). Dynamic Panel Data Estimation using DPD98 for GAUSS, mimeo, *Institute for Fiscal Studies*.

[130] Asfaw A, Frohberg K, James K S, et al. (2007). Fiscal Decentralization and Infant Mortality: Empirical Evidence from Rural India. *Journal of Developing Areas*, 41 (41): 17-35.

[131] Blumenthal, D., Hsiao, W. (2005). Privatization and its discontents—The evolving Chinese health care system. *The New England Journal of Medicine*, 353. 11.

[132] Blundell, R. W. and S. R. Bond (1998), Initial Conditions and Moment Restrictions in Dynamic Panel Data Models, *Journal of Econometrics*, 87, 115-143.

[133] Bossert, T. J., Larranaga, O., Giedion, U., Arbelaez, J. J., Bowser, D. M. (2003). Decentralization and equity from resource allocation: Evidence from Colombia and Chile. *Bulletin of the World Health Organization*, 81 (1), 95-100.

[134] Bossert, T. J., Beauvais, J. C. (2002). Decentralization of health sys-

tems in Ghana, Zambia, Uganda and the Philippines: A Comparative analysis of decision space. *Health Policy and Planning*, 17 (1): 14 – 31.

［135］Brown MC. (1994). Using Gini – style indices to evaluate the spatial patterns of health practitioners: Theoretical considerations and an application based on Alberta data.

［136］Cantarero, D., & Pascual, M. (2008). Analysing the impact of fiscal decentralisationon health outcomes: empirical evidence from Spain. *Applied Economics Letters*, 15, 109 – 111.

［137］Chunli Shen, Xiaojun Zhao, Heng – fu, Zou. (2014). Fiscal decentralization and public services provision in China. *Annals of Economics and Finance*, 15 – 1: 135 – 160.

［138］Conceicao, P., & Ferreira, P. (2000). The young person's guide to the Theil Index: Suggesting intuitiveinterpretations and exploring analytical applications. UTIP working paper number 14. *The Universityof Texas at Austin*.

［139］Costa – Font, J., & Pons – Novell, J. (2007). Public health expenditure and spatial interactions in a decentralizednational health system. *Health Economics*, 16, 291 – 306.

［140］Costa – Font, J., & Rico, A. (2006). Devolution and the inter – regional inequalities in health and health carein Spain. *Regional Studies*, 40 (8), 875 – 887.

［141］Cowell, F. A. (2000). Measurement of inequality. In A. B. Atkinson & F. Bourguigon (Eds.), *Handbookof income distribution*. North – Holland, Amsterdam.

［142］Crivellia, L., Filippinia, M., & Mosca, I. (2006). Federalism and regional health care expenditures: Anempirical analysis for the Swiss cantons. *Health Economics*, 15, 535 – 541.

［143］Culyer A J, Simpson H. . (1980). Externality Models and Health: a Rückblick over the last Twenty Years. *Economic Record*, 56 (154): 222 – 230.

［144］Culyer A J, Wagstaff A. . (1993). Equity and equality in health and health care. *Journal of Health Economics*, 12 (4): 431.

［145］Faguet, J. P. (2008). Decentralization's effects on public investment: evidence and policy lessons from Bolivia and Colombia. *Journal of Development Studies*,

44: 1100 – 1121.

［146］Faguet, J. P. (2004). Does decentralization increase government responsiveness to local needs? Evidence from Bolivia. *Journal of Public Economics*, 88: 867 – 893.

［147］Fiszbein, A. , Ringold, D. , Rogers F. H (2011). Making Services Work: Indicators, Assessments and Benchmarking of the Quality and Governance of Public Service Delivery in the Human DevelopmentSectors. *World Bank Working Paper*, No. 5690.

［148］Gini C. (1912). Variabilità e mutabilità: contributo allo studio delle distribuzioni e delle relazioni statistiche.

［149］Gravelle, H. (2003). A comment on Weal's paper from an economic perspective, in Adam Oliver (ed): Equity in health and health care, Nuffield Trust, 59 – 65.

［150］Habibi, N. , Huang, C. , Miranda, D. , Murillo, V. , Ranis, G. , Sarkar, M. , et al. (2001) Decentralization in Argentina. Center discussion paper no. 825. *Economic Growth Centre*, Yale University.

［151］Habibi, N. , Huang, C. , Miranda, D. , Murillo, V. , Ranis, G. , Sarkar, M. , et al. (2003). Dec – entralisation and human development in Argentina. *Journal of Human Development*, 4 (1).

［152］Hai, Z. (2010). The impact of decentralization of health care administration on equity in health and health care in Canada. *International Journal of Health Care Finance Economics*, 10: 219 – 237.

［153］Jeppsson, A. (2001). Financial Priorities Under Decentralization in Uganda. Health Policy and Planning, 16 (2): 187 – 192.

［154］Jimenez D, Smith P C. (2005). Decentralisation of health care and its impact on health outcomes. Discussion Papers.

［155］Jiménezrubio D. (2011). The impact of fiscal decentralization on infant mortality rates: evidence from OECD countries. *Social Science & Medicine*, 73 (9): 1401.

［156］Jimenez – Rubio, D. , Smith, P. , & Van Doorslaer, E. (2008). Equity in health and health care in a decentralizedcontext: Evidence from Canada. *Health*

*Economics*, 17: 377 – 392.

[157] Jimenez – Rubio. (2011). The impact of fiscal decentralization on infant mortality rates: evidence from OECD countries. *Social Science & Medicine*, 73: 1401 – 1407.

[158] Jin H, Qian Y, Weingast B R. (2005). Regional decentralization and fiscal incentives: Federalism, Chinese style. *Journal of Public Economics*, 89 (9 – 10): 1719 – 1742.

[159] Jin, J., Zou, H. Fiscal decentralization. (2005). Revenue and Expenditure Assignments, and Growth in China. *Journal of Asian Economics*, (16): 1047 – 1064.

[160] JohnAkin, Paul Hutchinson, Koleman Strumpf. (2007). Decentralisation and government provision of public goods: The public health sector in Uganda. *Journal of Development Studies*, 41 (8): 1417 – 1443.

[161] Jones, A. M. (2000). Health econometrics. In A. J. Culyer & J. P. Newhouse (Eds.), *Handbook of healtheconomics*. North – Holland: Elsevier.

[162] Khaleghian P. (2004). Decentralization and public services: the case of immunization. *Social Science & Medicine*, 59 (1): 163 – 183.

[163] Kis – Katos K., Sjahrir, B. (2014). The impact of fiscal and political decentralization on local public investments in Indonesia. Discussion paper 7884, *Institute for economic research*, University of Freiburg.

[164] Levaggi R, Smith P. (2005). Decentralization in health care: Lessons from public economics. *Health policy and economics*: opportunities and challenges.

[165] Lieberman, S. (2002). Decentralization and Health in the Philippines and Indonesia: An Interim Report. *East Asia Human Development*.

[166] Lin, J. Y., Liu, Z. (2000). Fiscal decentralization and economic growth in China. Economic *Deve lopment and Cultural Change*, (49): 1 – 21.

[167] Lopez – Casasnovas, G., Costa – Font, J., Planas, I. (2005). Diversity and regional inequalities: Assessingthe outcomes of the Spanish system of health care services. *Health Economics*, 14 (S), S221 – S235.

[168] Ma, Liang. (2011). The Political Effects of Decentralization: Province – Managing – County Reform and Turnover of County Leaders in China. *In The Inaugural*

*International Workshop for Young Scholars in Public Policy and* 16 *Administration Research*: the Role of Institutions in an Era of Change. Xiamen, China.

[169] Maasoumi, E. (1997). Empirical analyses of inequality and welfare. In M. Pesaran. P. Schmidt (Eds.), *Handbookof applied econometrics*: Microeconomics Oxford: Blackwell, (23): 202 – 245.

[170] Martinze Vazquez, J., Qiao, B., Wang, S., and Zou, H F. (2008). Expenditures assignments in China: Challenges and policy options. In J. Lou, & S. Wang (Eds.), *Public Finance in China*. Washington, D. C: The World Bank.

[171] Mason S W, Sander E E, Grummt I. (2013). Shifting health care regimes in urban China and the impact on the urban poor. China Minzu University Press.

[172] Montero – Granados, R., & Juan de Dios Jiménez, J. (2007). Decentralisation and convergence in health amongthe provinces of Spain (1980 – 2001). *Social Science & Medicine*, 64: 1253 – 1264.

[173] Morris S, Sutton M, Gravelle H. (2005). Inequity and inequality in the use of health care in England: an empirical investigation, 60 (6): 1251 – 1266.

[174] O'Donnell, O., Van Doorslaer, E., Wagstaff, A., Lindelow, M. (2008). Analyzing health equity usinghousehold survey data: A guide to techniques and their implementation. Washington: The World Bank.

[175] Oates W E. (1999). An Essay on Fiscal Federalism. *Journal of Economic Literature*, 37 (3): 1120 – 1149.

[176] Oates W E. (2005). Toward A Second – Generation Theory of Fiscal Federalism. International Tax and Public Finance, 12 (4): 349 – 373.

[177] Oates, W. E. (1972). Fiscal Federalism, Harcount Brace Jovanovich, New York.

[178] Oates, W. E. (1999). An essay on fiscal federalism. *Journal of economic literature*, 37: 1120 – 1149.

[179] OECD, Challenges for China's public spending, 2006.

[180] Pedersen, K., Christiansen, T., Bech, M. (2005). The Danish health care system: Evolution notrev – olution in a decentralized system. *Health Economics*, 14: S41 – S57.

[181] Pollock, A. M. (1999). Devolution and health: Challenges for Scotland and Wales. *British Medical Journal*, 318: 1195 – 1198.

[182] Poterba J M. (1994). Government intervention in the markets for education and health care. *Ideas Help Page*, 277 – 308.

[183] Poterba, J. M. (1996). Government Intervention in the Markets for Education and Health Care: How and Why? In, Victor Fuchs (eds): Individual and Social Responsibility: Child Care, Education, Medical Care, and Long – Term Care in America. National Bureau of Economic Research.

[184] Regmi K, Naidoo J, Greer A, et al. (2010). Understanding the effect of decentralisation on health services. *Journal of Health Organization and Management*, 24 (4): 361 – 382.

[185] Reverte – Cejudo, D. , & Sanchez – Bayle, M. (1999). Devolving health services to regions in Spain. *British Medical Journal*, 318, 1204 – 1205.

[186] Robalino D A. (2001). Does Fiscal Decentralization Improve Health Outcomes? Evidence from a Cross – Country Analysis. Social Science Electronic Publishing.

[187] Robalino, D, et al. (2001). Does fiscal decentralisation improve health outcomes? Evidence from a cross – country analysis. *World Bank Policy Research Working* 2565.

[188] Rubio D J, Prieto D C, Sáez M P. (2010). Is fiscal decentralization good for your health? Evidence from a panel of OECD countries. *Health Econometrics & Data Group Working Papers*, 2010.

[189] Rubio D J. (2011). The impact of decentralization of health services on health outcomes: evidence from Canada, 43 (26): 3907 – 3917.

[190] Samuelson P A. (1954). The Pure Theory of Public Expenditure. *Review of Economics & Statistics*, (4): 387 – 389.

[191] Santerre R E, Grubaugh S G, Stollar A J. (1991). Government intervention in health care markets and health care outcomes: Some international. *Cato Journal*, 11 (1): 1 – 12.

[192] Scheffler, R. , & Smith, R. (2006). The impact of government decentralization on county health spending forthe uninsured in California. *International Journal of Health Care Finance and Economics*, 6, 237 – 258.

［193］Schwartz, J. Brad, David K. Guilkey, and Rachel Racelis. (2002). Decentralization, Allocative Efficiency and HealthService Outcomes, *Measure Evaluation Project*, University of North Carolina.

［194］Shah A, Huther J. (1999). Applying a Simple Measure of Good Governance to the Debate on Fiscal Decentralization. *Social Science Electronic Publishing*.

［195］Shen C. (2011). Bridging Fiscal Divergence in China. Dissertations & Theses – Gradworks.

［196］Smith, P., Wong, C., & Zhao, Y. (2005). Public expenditure and the role ofgovernment in the Chinese Health Sector. *Rural Health in China*: *Briefing Notes Series*. World Bank.

［197］Snoddon, T. R. (1998). The impact of the CHST on inter – provincial redistribution in Canada. *Canadian Public Policy*, 24 (1), 49 – 70.

［198］Soto, V., Farfan, M., Lorant, V. (2012). Fiscal decentralization and infant mortality rate: The Colombian case. *Social Science & Medicine*, 74: 1426 – 1434.

［199］Standing, H. (1997). Gender and Equity in Health Sector Reform Programs: A Review. *Health Policy and Planning*, 12 (1): 1 – 18.

［200］Stiglitz J E, Weiss A. (1992). Asymmetric Information in Credit Markets and Its Implications for Macro – Economics. *Oxford Economic Papers*, 44 (4): 694 – 724.

［201］Stiglitz J E. (2003). Information and the Change in the Paradigm in Economics. *American Economic Review*, 92 (3): 460 – 501.

［202］Sun R, Jin Y. (2011). Does Fiscal Decentralization Improve Healthcare Outcomes? Empirical Evidence From China. *Public Finance & Management*, 11 (3): 234 – 261.

［203］Theil H. (1967). Economics and Information Theory, Success in economics.

［204］Tiebout, C. (1956). A pure theory of local expenditure. *Journal of political economy*, 64: 416 – 424.

［205］Treisman, Daniel. (2006). Explaining Fiscal Decentralisation: Geography, Colonial History, Economic Development and Political Institutions. *In Common-*

*wealth &Comparative Politics*：Routledge.

［206］Tresch, R. W. （2002）. Optimal federalism：Sorting the functions of government within the fiscal hierarchy. In：Public finance：A normative theory. San Diego：Academic Press.

［207］Uchimura, H. , Jütting, J. P. （2009）. Fiscal Decentralization, Chinese Style：Good for Health Outcomes. World Development. 37（12）：1926－1934.

［208］Van Doorslaer, E. , Koolman, X. , & Jones, A. M. （2004）. Explaining income－related inequalities in health care utilisation in Europe. *Health Economics*, 13（7）, 629－647.

［209］Van Doorslaer, E. , Masseria, C. , Koolman, X. The OECD Health Equity Research Group. （2006）. Inequalities in access to medical care by income in developed countries. *Canadian Medical Association Journal*, 174（2）：177－183.

［210］Vaughan, Patrick J. （1990）. Health system decentralization . WHO.

［211］Wagstaff, A. , & Van Doorslaer, E. （2000）. Equity in health care finance and delivery. In A. J. Culyer & J. P. Newhouse （Eds. ）, *Handbook of health economics*. North－Holland：Elsevier.

［212］West, L. A. , & Wong, C. P. （1995）. Fiscal decentralization and growing regional disparities in rural China：Some evidence in the provision of social services. *Oxford Review of Economic Policy*, 11（4）：71－84.

［213］World Bank. （1997）. China 2020：Financing health care. The World Bank.

［214］Zhang X. （2005）. Fiscal decentralization and political centralization in China：Implications for growth and inequality. *Dsgd Discussion Papers*, 34（4）：713－726.

［215］Zhang, Guang, （2009）. A Primary Research on Fiscal Decentralization across Provinces.

［216］Zhang, X. （2006）. Fiscal decentralization and political centralization in China：Implications for growth and inequality. *Journal of Comparative Economics*, 34：713－726.

［217］Zhang, X. , Kanbur, R. （2005）. Spatial inequality in education and health care in China. *China Economic Review*, 16：189－204.

［218］Zhang, Tao and Heng – fu Zou. (1998). "Fiscal Decentralization, Public Spending, and Economic Growth in China. *Journal of Public Economics*, 67 (2): 221 – 240.

［219］Zhuravskaya, E. V. (2000). Incentives to Provide Local Public Goods: Fiscal Federalism, Russian Style. *Journal of Public Economics*, 76 (3): 337 – 368.